13.11.15

Lateinamerika

Stefan Rinke

LATEINAMERIKA

THEISS WISSENKOMPAKT

THEISS

Inhalt

Gewalt und neue Globalisierung – 20. und frühes 21. Jahrhundert

Anhang

Vorwort

Die Geschichte der Länder, die im 16. Jahrhundert den Namen „Amerika" erhielten, begann lange bevor Europäer dort ankamen. Die Bezeichnung „Lateinamerika" ist noch viel jünger, sie hat sich erst seit rund 150 Jahren durchgesetzt. Dennoch glaubt man zu wissen, was gemeint ist, wenn von Lateinamerika gesprochen wird. Bei genauerem Hinsehen wird es schon schwieriger: Zählt die Karibik dazu? Sollte man nicht eher von Iberoamerika sprechen? Was ist dann aber mit den nicht spanisch- und portugiesischsprachigen Ländern? Wäre eine rein geografische Bezeichnung wie Mittel- und Südamerika besser? Auf diese Fragen gibt es durchaus unterschiedliche Antworten. Unbestritten ist, dass die Geschichte Lateinamerikas uns Europäer viel über die Geschichte dessen lehren kann, was wir gemeinhin als Neuzeit bezeichnen und seit rund zwanzig Jahren als Globalisierung kennenlernen und diskutieren.

Lateinamerika ist eine Bezeichnung mit eigener Geschichte, die in diesem Buch näher beschrieben wird. Zu ihr zählt man die zwanzig unabhängigen Länder der Region, in denen die romanischen Sprachen Spanisch, Portugiesisch und Französisch Amtssprache sind. Während also Haiti dazu zählt, gilt dies zum Beispiel nicht für Belize, Guayana und Surinam, obwohl sie geografisch in Zentral- und Südamerika liegen. Diese zwanzig Länder teilen eine Geschichte, die bis heute durch eine Jahrtausende währende indigene Besiedlung, eine mehrere Jahrhunderte bestehende europäische Kolonialherrschaft und eine größtenteils bereits rund zweihundertjährige Unabhängigkeit geprägt ist. Diese historische Konstellation ist in der Welt einzigartig.

Der Kontinent ist schon seit Langem eine Schnittstelle von Entwicklungen, die in der Gegenwart sehr bedeutsam geworden sind. Er steht am Anfang der Ausbreitung des europäischen Kolonialismus über die Welt. Seine „Entdeckung" 1492 markiert den Beginn der europäischen Neuzeit. Doch nicht nur die Geschichte der „Entdecker und Eroberer" aus der Alten Welt und ihrer Nachfahren wird uns hier interessieren, es geht auch und vor allem um die Indigenen, auf die diese Europäer trafen, um die Afrikaner, die in einer in der Menschheitsgeschichte noch nicht dagewesenen Form des Sklavenhandels verschleppt wurden, um die Asiaten und die Europäer, die im 19. und 20. Jahrhundert dorthin auswanderten. Gemeinsam haben sie für eine Vielfalt des Lebens gesorgt, die die Geschichte Lateinamerikas so interessant macht.

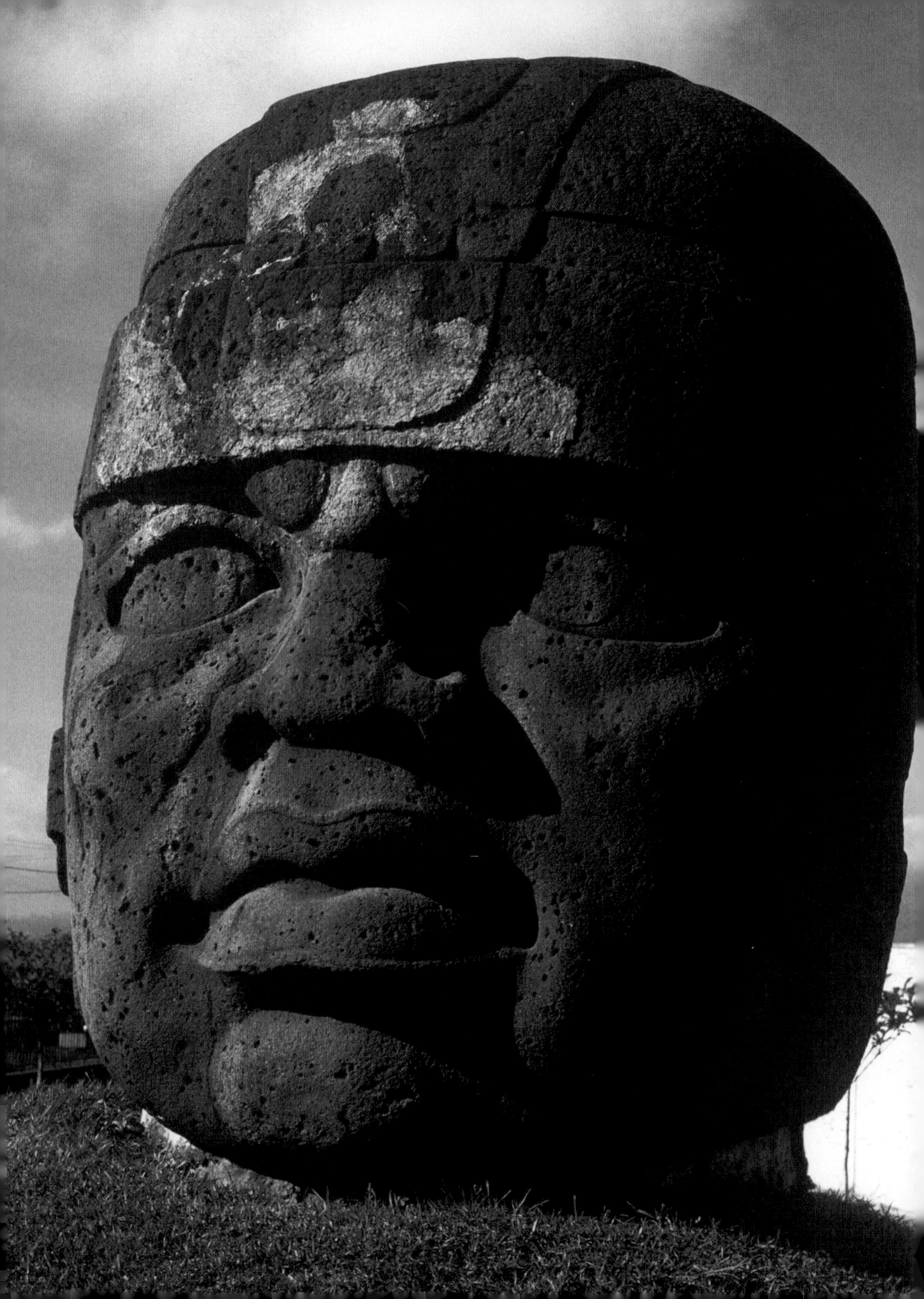

Vor den Europäern

Als die ersten Menschen in prähistorischer Zeit in den Kontinent einwanderten, war Amerika noch mit Asien verbunden. Später entwickelten sich ihre Kulturen in großer Vielfalt isoliert von anderen Weltteilen. Wir wissen bisher noch wenig über die Frühgeschichte der Menschen und über den dynamischen Wandel ihrer Lebensweisen vor der Ankunft der Europäer.

Wenn man heute vom Beginn der Neuzeit spricht, dann verbindet man damit zumeist die Entdeckung einer aus europäischer Perspektive fremden und neuen Welt im Westen im Jahr 1492. Mit diesem historischen Moment wurde die Welt als Ganze erfahr- und denkbar. Er gilt daher als Beginn einer Globalisierung, die sich in den Jahrhunderten seither stark beschleunigt und intensiviert hat. Im Zeitalter der Entdeckungen war Lateinamerika das „erste" Amerika; es war der Mittelpunkt der ersten Kolonialreiche der Europäer und der Punkt, an dem Personen- und Warenströme aus vier Erdteilen aufeinandertrafen. Lange Zeit schrieb man die Geschichte Lateinamerikas als Geschichte der „entdeckenden" und „erobernden" Europäer. In vielen Schulgeschichtsbüchern ist das noch heute der Fall. Doch auch die Menschen, die Kolumbus „Indios" nannte, weil er dachte, am Ziel seiner Wünsche, nämlich in Indien angekommen zu sein, haben diese Geschichte geprägt. Unterschiedliche Völker hatten den Kontinent Jahrtausende vor Kolumbus besiedelt und höchst differenzierte Kulturen hervorgebracht. Der romantische Mythos vom „Aussterben" der Indigenen hat sich nicht bewahrheitet, im Gegenteil: Das 21. Jahrhundert zeigt allerorten ein Wiederaufleben indigener Bewegungen.

Die Olmekenkultur beeinflusste die späteren mesoamerikanischen Kulturen. Typisch sind die Monumentalköpfe von San Lorenzo (Jalapa). Veracruz, Mexiko

Die Anfänge (bis ca. 900 n. Chr.)

Schon in prähistorischer Zeit war Amerika der Erdteil der Migrationen. Da die Archäologen bislang nur Überreste des Homo sapiens finden konnten, bestehen kaum noch Zweifel daran, dass die ersten Menschen in den Kontinent einwanderten. Allerdings bleibt umstritten, wann genau diese Wanderungen stattgefunden haben und woher und auf welchen Routen die Menschen kamen. Heute wird überwiegend die These akzeptiert, dass eine Wanderungswelle in der Eiszeit über eine Landbrücke in der Beringsee zwischen Sibirien und Alaska erfolgte. Archäologen fanden in der Umgebung des Ortes Clovis im Südwesten der heutigen Vereinigten Staaten Projektilspitzen. Diese Funde, die der Zeit um ca. 11.500 v. Chr. zugeordnet werden können, galten lange Zeit als die ältesten Belege menschlichen Lebens auf dem Kontinent. Daraus ließ sich ableiten, dass die Migrationsströme in der Folge zügig nach Süden vorstießen, sodass sie innerhalb eines Jahrtausends Feuerland erreicht hätten.

Frühe Besiedlung

Manchen erscheint die These von der schnellen Ausbreitung des Menschen über den Doppelkontinent jedoch zweifelhaft. Einige haben die Vor-Clovis-These aufgestellt, nach der es schon lange vorher zu einer ersten Niederlassung gekommen sein muss. Nachdem Archäologen im chilenischen Monte Verde Funde verzeichneten, die mit großer Sicherheit von ca. 12.500 v. Chr. stammen und somit die bis dato ältesten Nachweise in Amerika sind, wird die These im Wesentlichen nicht mehr angezweifelt. Die Forschungen in Monte Verde belegen, dass die Jäger und Sammler schon fähig waren, aus Tierfellen und Holz ein provisorisches Dorf mit Gemeinschaftskochstellen zu errichten.

Jüngste archäologische Funde in Brasilien haben letztere These bekräftigt. In Zentralbrasilien, im Nordosten und im Amazonasraum wurden Spuren entdeckt, die vor 11.500 bis 13.000 Jahren entstanden sein müssen. Neben Monte Verde gehören sie zu den frühesten Zeugnissen der Präsenz des Menschen auf dem amerikanischen Doppelkontinent. Die Fundorte der Lagoa Santa-Kulturen sind kaum jünger. Ihren Namen verdanken sie den im heutigen Bundesstaat Minas Gerais entdeckten menschlichen Überresten, darunter auch die 1975 gefundene Ikone Brasiliens, die „Luzia" aus Lapa Vermelha.

Aufgrund der neuesten Funde ist also davon auszugehen, dass die Migrationen der ersten Menschen auf amerikanischen Boden entweder einige Jahrtausende vor der Clovis-Kultur erfolgten oder dass es weitere Wanderungswege gab. Die Theorie einer Besiedlung über das Meer zwischen Südostasien und Ozeanien ist weiter in der Diskussion.

Letztlich bleibt die Frage offen, ob die ersten amerikanischen Menschen verschiedene Wurzeln hatten oder ob es nur eine einzige Einwanderergruppe gab, aus der sich im Verlauf der Jahrtausende die Heterogenität der Bevölkerungen und Kulturen entwickelt hat.

Die frühen Menschen Amerikas sind zu den Jägern und Sammlern zu zählen. Sie lebten vor allem von der Megafauna, die ab ca. 10.000 v. Chr. mit dem Ende der Eiszeit verschwand. Gegenüber pflanzlicher Nahrung wurde tierische bevorzugt, da deren Verzehr mit weniger Risiken verbunden war. Durch die Jagd verminderte sich die Zahl der Tiere, was die Gruppen dazu zwang, an andere Orte weiterzuziehen.

Die heutigen naturgeografischen Gegebenheiten Lateinamerikas entsprechen im Großen und Ganzen dem Bild der Region um das Jahr 8000 v. Chr. Archäologen und Ethnohistoriker sprechen heute von acht Großräumen. Von Norden nach Süden sind dies: Mesoamerika, ein aus Zentralamerika und dem nördlichen Südamerika bestehendes Zwischengebiet; die Karibik; die zentralen Anden; das

Über die frühe Besiedlung Amerikas wird in der Forschung nach wie vor debattiert. Die Pfeillinien auf der Karte bilden die wichtigsten Theorien ab.

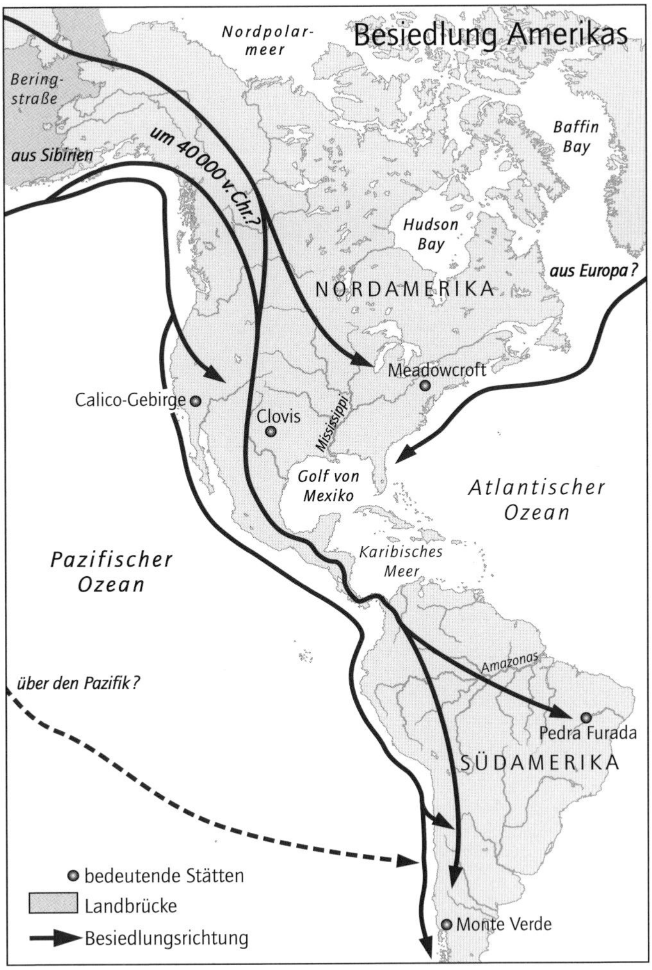

Tiefland der Tropen; das östliche Brasilien sowie der *Cono Sur*, der Südkegel. Im Großteil der Regionen wird nun der Prozess der Sesshaftwerdung erkennbar, obwohl die Funde in Monte Verde davon zeugen, dass dies vereinzelt auch schon früher geschehen war.

Für diese Phase liegen Nachweise verschiedener Geräte wie Beile oder Mahlwerkzeuge vor. Zudem wurden die Methoden der Jagd weiterentwickelt. So verlangte das Verfolgen von Seesäugetieren Wasserfahrzeuge, die auch eine Niederlassung auf den Karibikinseln Trinidad (um 5000 v. Chr.), Kuba und Hispaniola (um 3000 v. Chr.) – die Insel der heutigen Staaten Haiti und Dominikanische Republik – zuließen. Alles in allem schritt die Ausdifferenzierung der Kulturen fort. So finden sich in Küstennähe Muschelhaufen, die ungefähr auf das Jahr 5000 v. Chr. datierbar sind.

Darüber hinaus nutzten die Menschen verstärkt pflanzliche Nahrung. Wildbeuter wurden mit der Zeit zu Sammlern. Während zunächst nach Wildpflanzen gesucht wurde, verzehrte man bald auch Kulturpflanzen. In Mesoamerika und in der zentralen Andenregion wurden Speisekürbisse, Chili-Pfeffer, Avocados, Bohnen und Knollenfrüchte angebaut. Allerdings ist nur selten eine eindeutige Aussage darüber möglich, ab wann tatsächlich von Kulturformen zu sprechen ist. Diese Problematik offenbart sich zum Beispiel im Rahmen der botanischen Bewertung der Maispflanze, deren älteste Funde in Mexiko auf das Jahr 5000 v. Chr. datiert werden. Der Maisanbau breitete sich schnell über den gesamten Kontinent aus.

Der frühe Anbau von Pflanzen ergänzte zunächst nur die Nahrungsmittelversorgung. Mit dem Wandel der Jahreszeiten wechselten die Menschen ihren Aufenthaltsort, um nach Nahrung zu suchen. Diese Wanderungen waren allerdings mit der Zeit nicht mehr erforderlich, da in ein und derselben Region Vorräte angelegt wurden, sodass ein längerer Aufenthalt möglich war. Daraus folgte die Notwendigkeit, Siedlungen mit festen Unterkünften zu errichten. An der Küste Perus und in Ecuador wurden derartige frühe Überreste (um 3500 v. Chr.) entdeckt.

Muschelhaufen *(sambaquis)* von Jäger- und Sammlerkulturen finden sich in Brasilien vor allem in Buchten wie Guanabara, die auch – teilweise exklusiv – als Grabstätte genutzt wurden. Brasilien weist die weltweit höchste Dichte dieser Art archäologischer Fundstätten auf. Die Muschelhaufen sind ein Indiz für Siedlungsstätten, denn die frühen Kulturen waren bereits sesshaft und verfügten über arbeitsteilige Systeme der Nahrungsbeschaffung. Neben der Jagd auf Meeressäuger und dem Fischfang waren Muscheln und Meeresfrüchte die proteinreiche Grundlage der Ernährung.

Darüber hinaus hielt man im zentralen Andenraum bereits sehr früh Vieh wie Lamas und Meerschweinchen. In dieser Region dehnte sich im dritten vorchristlichen Jahrtausend zudem die Konstruktion von Bauten aus, die wahrscheinlich Sakralzwecken dienten. Da es auch Hinweise auf die Anlage von Friedhöfen gibt, handelte es sich ohne Zweifel um Dauersiedlungen. Hinsichtlich der Bestattungsform fanden die im Norden Chiles gefundenen künstlichen Mumien der Chinchorro-Kultur (ca. 5000 v. Chr.) besondere Aufmerksamkeit. Schließlich handelt es sich um einige der weltweit ältesten Beispiele.

Die Dimensionen des Wandels bis 2000 v. Chr. werden daran deutlich, dass technische Erfindungen wie die Verarbeitung von Metall, die Webkunst und die Töpferei bereits dem vierten und dritten Jahrtausend v. Chr. zuzuordnen sind und dass viele Funde auf Handelstransaktionen jener Zeit verweisen. Im bis dato kaum erforschten Amazonasbecken haben Archäologen jüngst Funde präsentieren können, die auf großes Interesse gestoßen sind: Im Bundesstaat Maranhão an der Nordküste Brasiliens entdeckten sie Keramiken, die 5500 oder gar 7000 Jahre alt sind. Dies sind die bislang ältesten Keramikfunde des amerikanischen Doppelkontinents. Außerdem ist der Ursprung des Manioks, dessen Anbau vor ungefähr 4000 Jahren in Peru begann, vermutlich im Amazonasraum zu suchen.

Frühe Städte und frühe Kunstproduktion (2000–200 v. Chr.)

An der Küste Perus legte man bereits ca. 1800 v. Chr. Bewässerungssysteme an. Auf ungefähr diese Zeit lassen sich die frühesten Keramikfunde in Chiapas in Südmexiko, in Guatemala und in den Zentralanden zurückführen. Im zweiten Jahrtausend vor Christus wurden im Andenraum Metalle gelötet, gegossen und legiert – eine bahnbrechende Weiterentwicklung. Dass auch die Austauschbeziehungen zugenommen haben, lässt sich aus der Verbreitung von Techniken und Nutzpflanzen schließen. Aus dem Handel erwuchs zudem die Basis für das Entstehen von Zentren der Religion und Kunst. Sowohl an der Küste als auch im Andenhochland sind solche schon auf das vierte vorchristliche Jahrtausend zu datieren. So kam es im Casma-Tal am Cerro Sechín zur Herausbildung einer frühen Monumentalarchitektur. Der die Jahre ab ca. 1100 v. Chr. prägende Stil von Chavín de Huantar im Norden Perus verlieh einer Kultur ih-

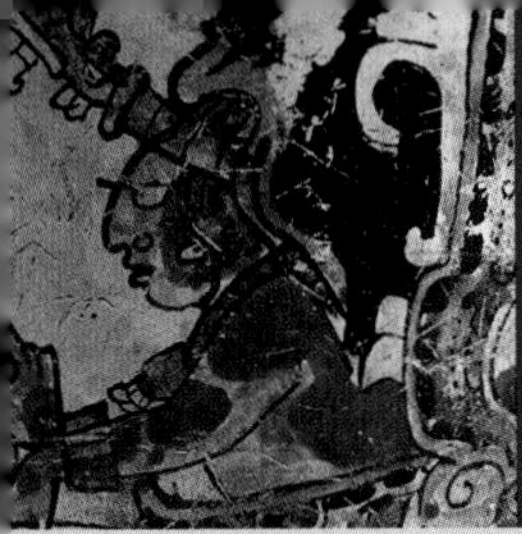

Mais – der Grundstoff menschlichen Lebens in Amerika

Kaum eine Pflanze hat das menschliche Leben in Amerika so stark geprägt und über so lange Zeit begleitet wie der Mais. Wahrscheinlich begann vor rund 7000 Jahren im Süden Mexikos die Umwandlung des Wildgrases *Teosinte* in die Urform des Maises. Neue archäologische Funde deuten sogar auf eine noch frühere Datierung. Nach der Domestikation verbreitete sich der Maisanbau erstaunlich schnell in Süd- und Nordamerika. In den Zentralanden baute man Mais wahrscheinlich schon vor rund 6000 Jahren an, und im Südwesten der USA finden sich Spuren, die mehr als 4000 Jahre alt sind. Im Zuge dieser Ausbreitung bildeten sich durch Hybridisierungen zahlreiche Arten und Unterarten heraus.

Mais war zunächst nur eine Nahrungsergänzung für die Jäger- und Sammlerkulturen. Doch als Lieferant von Kohlenhydraten, dank ihres Reichtums an ungesättigten Fettsäuren und den Vitaminen A und E sowie wegen ihrer hohen Anpassungsfähigkeit wandelte sich die Pflanze zum Grundnahrungsmittel in den gemäßigten Klimazonen ganz Amerikas. Durch die in Amerika damals übliche Zubereitung durch Zumischung von gebranntem Kalk oder Asche und Wasser setzte Mais darüber hinaus Vitamin B frei. Durch das schnelle Trocknen ließen sich Maiskörner gut aufbewahren, was für die Vorsorge in den von Naturkatastrophen geplagten Regionen überlebenswichtig war.

Aufgrund der enormen Bedeutung als Lebensmittel spielte Mais auch eine zentrale Rolle im religiösen Leben. Maisgötter sind in vielen Kulturen belegt und stehen oft in Verbindung mit Fruchtbarkeitskulten. In der Überlieferung der Maya und Azteken beispielsweise ist Mais die Grundlage für die Erschaffung des ersten Menschen.

Im Rahmen des durch Kolumbus' Reise von 1492 ausgelösten transatlantischen Austauschs von Flora und Fauna kam der Mais schon früh nach Europa. Im Zuge der iberischen Expansion des 16. Jahrhunderts verbreitete sich die Pflanze von dort aus rasant in Afrika und Asien und verdrängte in einigen Regionen andere Kohlehydratspender. In Südeuropa etablierte sich Mais als Grundnahrungsmittel der Unterschichten, was häufig zu Mangelerkrankungen (Pellagra) führte, da man die Maiskörner dort nur trocken mahlte. In Europa entstanden deswegen Vorurteile gegenüber dem Verzehr von Mais, der in vielen Regionen später ausschließlich als Futtermittel galt.

Auch die europäischen Eroberer und Herren des kolonialen Amerikas lehnten Mais als Lebensmittel der Armen und aus ihrer Sicht „Wilden" in der Regel ab. Sie führten europäische Getreidesorten ein und ließen sich den Tribut in Weizen entrichten, der in ihren Augen höherwertig war. Für die indigene Bevölkerung blieb Mais aber das wichtigste Lebensmittel, das sie in sechs den wichtigsten Klimazonen, Böden und kulturellen Verwendungsformen angepassten Varietäten – Hartmais, Zahnmais, Weichmais, Wachsmais, Puffmais, Zuckermais – züchteten. Auch als Arznei und Rauschmittel fand Mais Verwendung. Bis heute haben sich unzählige Maisarten herausgebildet. Mais bildet die Grundlage der meisten traditionellen Gerichte. Die Zubereitung erfolgt je nach Kultur auf höchst unterschiedliche Art und Weise, in den Anden zum Beispiel wird das traditionelle Getränk *Chicha* aus fermentiertem Mais gewonnen.

Zylindrischer Becher mit Darstellung der Geburt des Maisgottes der Maya (ca. 600–900 n. Chr.). Nach dem berühmten „Popol Wuj", dem um 1530 in der Maya-Sprache geschriebenen „Buch des Rates", machten die Schöpfergottheiten die Menschen aus Maisteig.

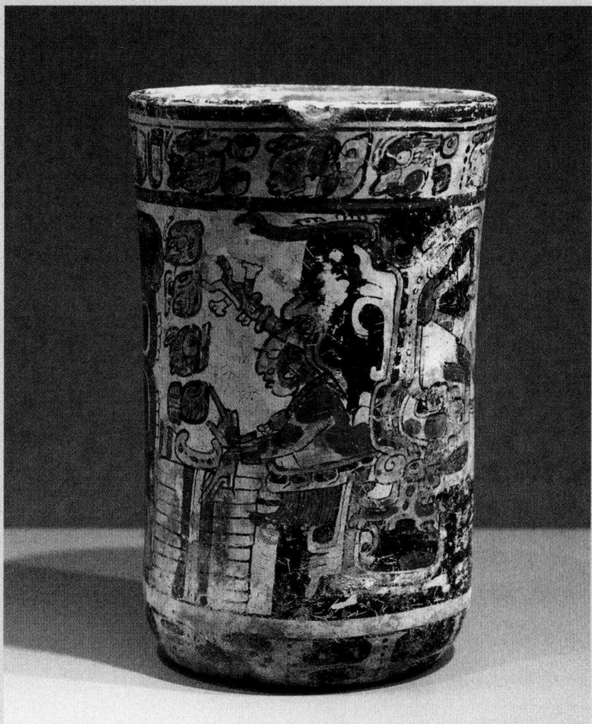

Neben den Vereinigten Staaten sind derzeit China, Brasilien und Mexiko die Hauptproduzenten von Mais, der zu einem wichtigen Grundstoff für die Herstellung bestimmter Kunststoffe und des Treibstoffs Bio-Ethanol geworden ist. Paradoxerweise steht der von der Agrarindustrie betriebene Maisanbau damit in flächenmäßiger Konkurrenz zum Anbau von Nahrungsmitteln, deren Preis in den letzten Jahren stark angestiegen ist, was vielerorts Ernährungskrisen ausgelöst hat. Außerdem bedroht die Agrarindustrie in Ländern wie Brasilien durch den Maisanbau auf riesigen Ländereien die Regenwälder und löst massive ökologische Schäden aus. Indigene Bauern, die traditionell Mais anbauen, sind auf den Märkten der Konkurrenz billiger genmanipulierter Sorten aus Nordamerika ausgesetzt. ■

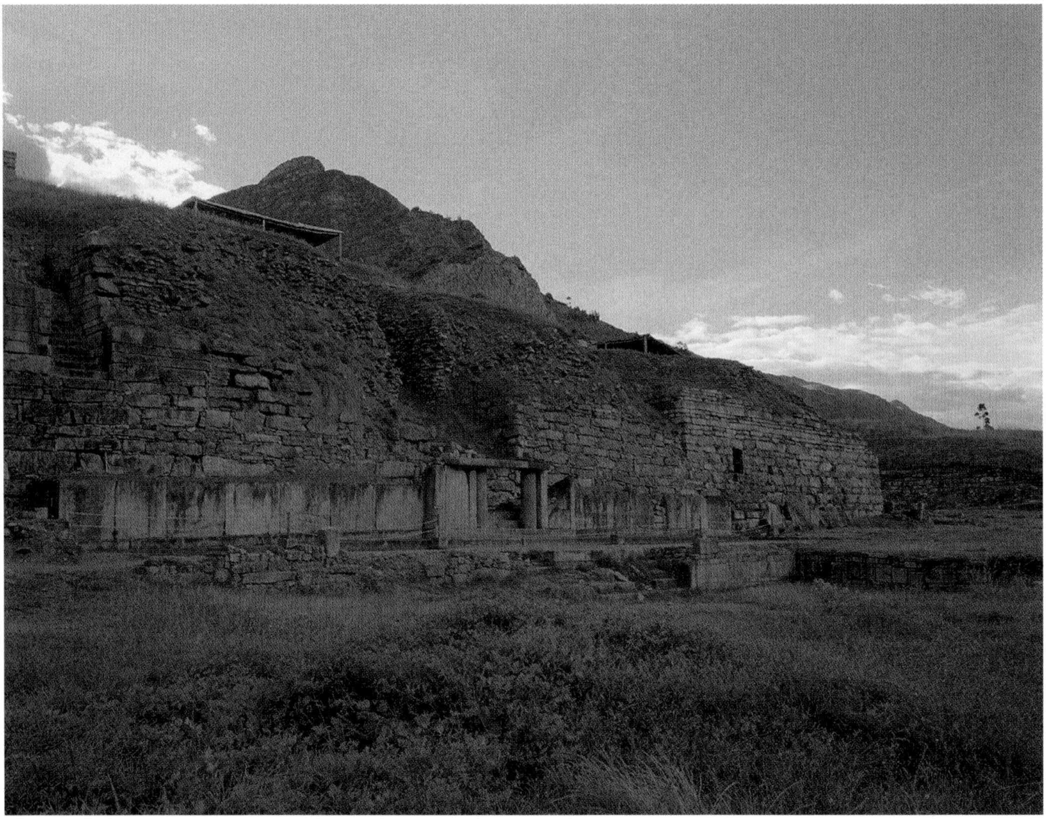

Die Tempelanlage von Chavín de Huantar war ein bedeutendes religiöses Zentrum und beeinflusste mit ihrem Stil die kulturelle Entwicklung im zentralen Andenraum nachhaltig.

ren Namen, deren Dominanz in Architektur, Skulptur und Keramik lange Zeit bestehen blieb.

Zur selben Zeit wie Chavín nahm in Mesoamerika die Olmeken-Kultur eine ähnlich formative und überregional wirksame Rolle ein. An der südlichen Golfküste Mexikos sind die bedeutendsten Zeremonialorte La Venta, San Lorenzo und Tres Zapotes zu finden. An den Steinreliefs und Pyramidenbauten lässt sich erkennen, dass hier ein frühes Staatswesen mit Wirtschaftsbeziehungen bis nach Costa Rica bestand, von wo man Jade und Kakao einführte. Neben einem Kalender mit 260 Tagen zählt wohl auch die erste Schrift Amerikas zu den Errungenschaften der Olmeken. Von ihrer monumentalen Architektur und dem religiös aufgeladenen Ballspiel gingen wesentliche Einflüsse auf die nachfolgenden Kulturen Mesoamerikas aus.

Klassische Kulturen (200 v.–900 n. Chr.)

In Guatemala und auf dem Gebiet der südlichen mexikanischen Bundesstaaten Chiapas und Oaxaca schritten eigenständige kulturelle Entwicklungen voran. Auf ihrem Höhepunkt um 400 v. Chr. trat das Zentrum um Monte Albán in Erscheinung, wo es zur Weiterentwicklung der Schrift kam. Für das Ballspiel lassen sich rund hundert Jahre später auch in Oaxaca Nachweise finden.

Die Blütezeit von Monte Albán begann ab 200 n. Chr. Über fünf Jahrhunderte war diese Stadt der Zapoteken sowohl in sakraler als auch in politischer Hinsicht zentral. Zwischen den monumentalen Palästen und Sakralbauten einerseits und den Wohngegenden der ärmeren Schichten andererseits gab es eine klare Abgrenzung. Die Hochzeit von Monte Albán ist Teil der von der Wissenschaft als klassisch bezeichneten Phase von 200 bis 900 n. Chr.

Im nördlich gelegenen Hochtal von Mexiko entwickelte sich seit 200 v. Chr. die Konkurrenz zwischen Teotihuacán und Cuicuilco. Der Stadtstaat Teotihuacán behauptete sich ab 150 n. Chr. gegen Cuicuilco, da dieses von Vulkanausbrüchen betroffen war. Somit gelang Teotihuacán innerhalb weniger Jahrhunderte der Aufstieg zu einer Großstadt der damaligen Welt. Sie erstreckte sich über ein Areal von zwanzig Quadratkilometern. In der Blütezeit zwischen 200 und 600 n. Chr. lebten hier ungefähr 200.000 Menschen. Die beeindruckenden Pyramiden stellen unter Beweis, dass die Stadt zunächst als religiöses Zentrum wichtig war. Darüber hinaus gewann sie aufgrund der Obsidian-Verarbeitung auch in wirtschaftlicher und politischer Hinsicht an Einfluss. In ganz Mesoamerika ging von Teotihuacán eine Dominanz aus, die sich auch in der Errichtung von Stützpunkten und Kolonien entlang bedeutender Handelswege niederschlug. Zudem zog die Stadt viele Migranten an, die in eigenen

Das Ballspiel entstand bereits in olmekischer Zeit und verbreitete sich in ganz Mesoamerika. Auf eigens konstruierten und von hohen Mauern umgebenen Plätzen traten die Teilnehmer zum Spiel mit Kautschukbällen gegeneinander an. Der Ball durfte nicht mit der Hand, aber mit der Hüfte berührt werden. Häufig war wohl das Ziel, ihn durch einen steinernen Ring zu befördern. Die Spieler waren mit Polstern aus Holz und Leder geschützt. Das Spiel hatte rituelle Bedeutung, wobei der Ball die Sonne symbolisierte. Oft endete es mit der rituellen Opferung von Spielern. Derartige Ballspiele wurden jahrhundertelang in sehr unterschiedlichen mesoamerikanischen Kulturen gespielt. Die Spielweise und die Regeln, über die man noch wenig weiß, variierten stark. Noch heute spielt man in Mexiko Varianten des Spiels, die als *Ulama* und *Pok-ta-Pok* bekannt sind.

Vierteln lebten. In Teotihuacán trennte die Oberschicht ihre Wohngegenden klar von denen der unteren Bevölkerungsschichten ab.

Obwohl von Teotihuacán eine eindrucksvolle Machtentfaltung ausging, bot Mexiko auch anderen Zentren Raum. Das gilt etwa für das in der Nähe der heutigen Stadt Puebla gelegene Cholula, das trotz der ungleichen Größenverhältnisse partnerschaftliche Beziehungen zu Monte Albán pflegte. Durch seine immense Sonnenpyramide zählte es neben El Tajín in Veracruz zu den zentralen Orten jener Zeit. Der Machtverlust von Monte Albán und Teotihuacán um 700 n. Chr. ermöglichte die freie Entfaltung von kleineren Zentren, darunter Xochicalco und Cacaxtla. Schließlich brach fünfzig Jahre später aus unbekannten Gründen unter Gewalteinwirkung das Reich von Teotihuacán zusammen. Monte Albán hingegen behielt seine ausgeprägte kulturelle Bedeutung.

Südlich von Zentralmexiko auf der Yucatán-Halbinsel und in Regionen Zentralamerikas bildeten sich die klassischen Maya-Kulturen heraus. Das war auf das starke Bevölkerungswachstum in diesen Regionen ab ca. 250 v. Chr. zurückzuführen. Zahlreiche Städte mit monumentalen Pyramiden entstanden. Anfangs noch unter dem Einfluss Teotihuacáns entwickelten sich in zentralen Stätten wie beispielsweise Tikal und Kaminaljuyú bald eigene Herrscherdynastien von Gottkönigen, die sich gegenseitig bekriegten. Priester spielten aufgrund ihrer astronomi-

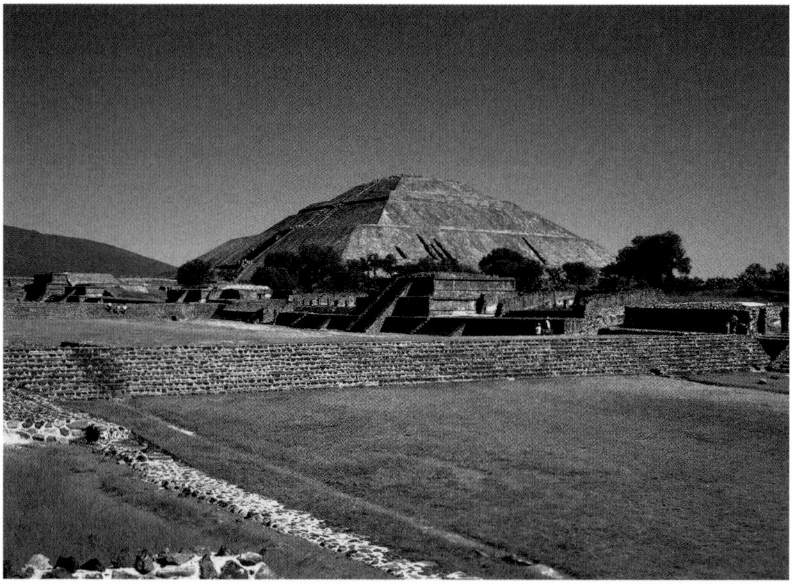

Teotihuacán – hier die Sonnenpyramide – war während seiner Blütezeit die größte Stadt in Amerika und eine der größten Städte weltweit.

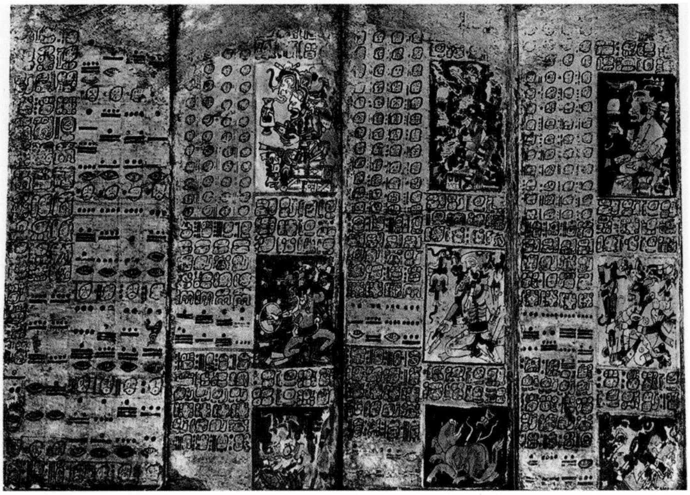

Die Entzifferung der Maya-Schrift – hier ein Beispiel aus dem Dresdner Codex – ist erst in den letzten Jahrzehnten gelungen. Von den Codices der Maya haben nur vier die Zerstörungswut der Spanier überlebt.

schen Kenntnisse eine wichtige Rolle. Die Maya schufen eine fortschrittliche Hieroglyphenschrift. Eine exakte Datierung ihrer Geschichte wurde durch die Aufstellung von Stelen mit Inschriften und die Produktion von Büchern aus Rindenpapier ermöglicht.

Parallel zum Untergang Teotihuacáns konnten Stadtstaaten wie Tikal und Calakmul ihre Macht entfalten. Überbevölkerung, ökologische Schwierigkeiten, Naturkatastrophen und die Zuspitzung von internen und externen Kriegen erklären den recht abrupten Abstieg der klassischen Maya-Kulturen, der um 900 n. Chr. erfolgte.

In dieser Phase kam es weder im karibischen Raum noch im südlichen Zentralamerika oder im Bereich von Kolumbien und Venezuela zu vergleichbaren Staatenbildungen. Hier ergaben sich – wenn auch im Austausch mit den Maya – unabhängige kulturelle Entwicklungen. Ackerbau und Keramikherstellung betrieb man auch hier, doch findet sich keine Monumentalarchitektur. Für die Kulturen Zentralamerikas blieb die Bearbeitung von Stein prägend.

Darüber hinaus erbrachte das Gebiet des heutigen Kolumbiens, das mit San Agustín über ein bedeutsames Zentrum mit Steinfiguren verfügt, auch in der Metallproduktion höchste Leistungen. Das zeigt etwa die meisterliche Goldverarbeitung in der Calima-Region. Gegenüber Kolumbien, das als Durchgangszone für die aus Norden und Süden kommenden Einflüsse angesehen werden kann, lag Venezuela eher am Rand des Geschehens. Ähnlich wie auf den Antillen bildeten sich dort offenbar keine größeren Kulturzentren heraus.

Ein weiterer kultureller Entwicklungsmotor neben Mesoamerika waren ab ca. 200 v. Chr. die Zentralanden. Auf den Chavín-Stil folgten zunächst verschiedene regionale Kulturen. Kultstätten in der Küstenregion Ecuadors deuten auf wichtige Herrschaftszentren. Das Kunsthandwerk dieser Region stand dem Kolumbiens nicht nach. Zudem entwickelten die Bahia- und Tolita-Kulturen die Verarbeitungstechniken von Gold, Kupfer und Blei weiter.

Entlang der nördlichen Küsten des heutigen Perus errichtete die Moche-Kultur ab 200 n. Chr. einen zentralistischen Staat. Aufgrund der ausdrucksstarken Keramik wird von einer mächtigen kriegerischen Kultur ausgegangen, die Gefangene opferte. Die aus Lehmziegeln erbauten Pyramiden dienten den Moche als Zeremonialzentren. Dort wurden Herrscher wie beispielsweise die „Herren von Sipán" oder die „Herrin von Cao" bestattet. Die Moche konnten auf ausgereifte Ackerbaumethoden mit Bewässerung und Terrassierungen zurückgreifen. Südlich der Moche bestand die Lima-Kultur mit dem Orakel von Pachacamac. Daran schloss sich noch weiter südlich die politisch zersplitterte Nazca-Kultur an, die vor allem durch ihre großflächigen Felszeichnungen Bekanntheit erlangte. In Hinblick auf handwerkliche Entwicklungen ist für die Kulturen Perus besonders die kunstvolle Weberei zu erwähnen.

Im Südosten des Titicacasees wurde Tiahuanaco zum Mittelpunkt einer klassischen Kultur im Hochland, deren Höhepunkt um 450 zu datieren ist. Unter den charakteristischen Monumentalbauten sind Stümpfe von Pyramiden, abgesenkte Höfe und Palast- und Wohnbezirke zu finden. Die kulturelle Wirkung von Tiahuanaco ging wohl deutlich über die politische hinaus. Der Einfluss der Stadt reichte bis in die nördliche Nachbarregion, wo sich um Huari nahe dem heutigen Ayacucho ab 650 ein größerer Staat bildete. Von dieser Region aus erfolgten militärische

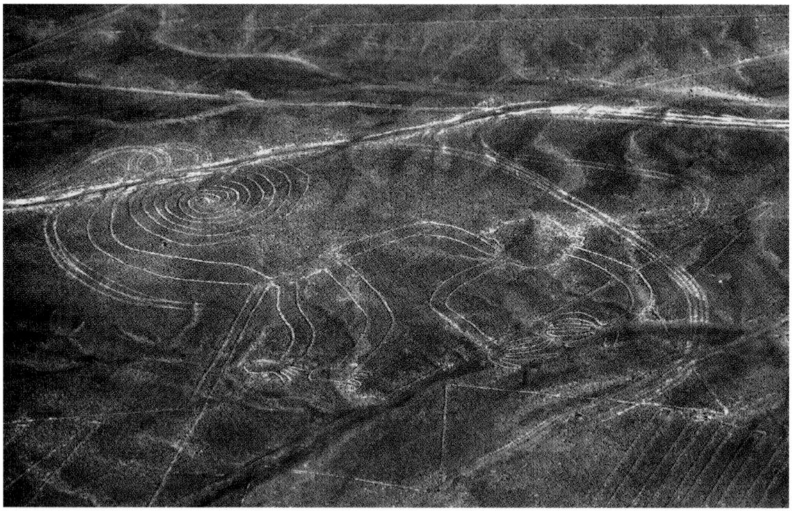

Die teilweise kilometerlangen Scharrbilder in der Ebene von Nazca in Peru geben der Forschung noch immer Rätsel auf.

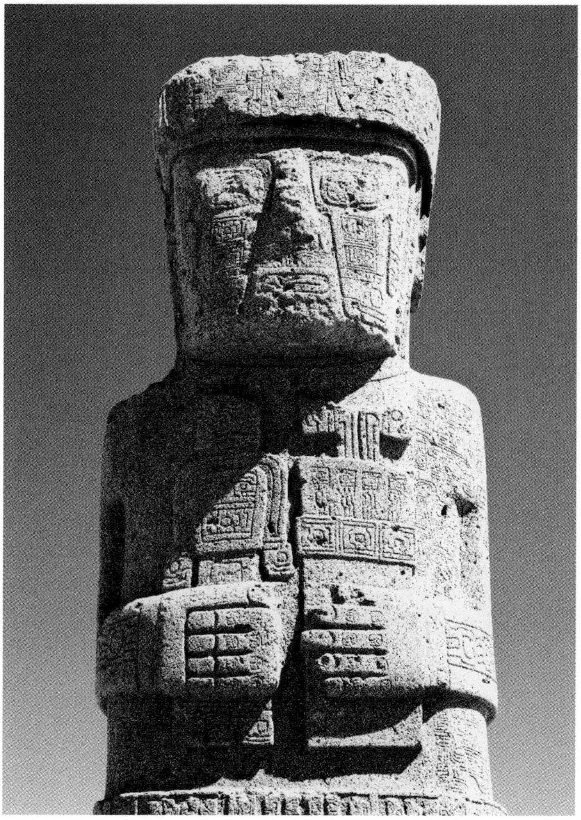

Eroberungszüge in Richtung Norden. Die Besatzer übten die Kontrolle über die unterworfenen Gebiete aus, und es kam teilweise zu einer Umsiedlung der Bevölkerung. Das Reich von Huari hatte lediglich bis 850 bestand. Demgegenüber konnte sich Tiahuanaco bis 1000 halten.

Die Strahlkraft der hochperuanischen Zentren reichte bis in die südlichen Anden nach Chile und in den Nordwesten Argentiniens. Dort bildeten sich mit El Molle und La Aguada zwar selbstständige Kulturen heraus, die jedoch nicht das Organisationsniveau der nördlichen Nachbarn aufwiesen. Dies traf in noch größerem Maß auf die Kulturen Feuerlands und Patagoniens zu. Die dortigen Jägerkulturen widmeten sich nicht dem Ackerbau, sondern Jagd und Fischfang. In Brasilien war die Situation ähnlich. Ab 500 kam es zur Ausbreitung von Tupiguarani sprechenden Gruppen, die andere Indigene von ihren angestammten Siedlungsgebieten verdrängten. Für sie war Wanderfeldbau zentral, und sie ernährten sich in erster Linie von Maniok und Mais. Darüber hinaus kam dem Fischfang eine bedeutende Rolle zu, was sich in der Ausbreitung entlang der Flusstäler widerspiegelt.

Die Bildsäulen Tiahuanacos haben menschliche Gesichter. Sie halten wie der hier abgebildete berühmte Ponce-Monolith Ritualgegenstände in der Hand. Erkennbar ist auch die Kleidung.

Insgesamt haben die Menschen seit der ersten Einwanderung lange Wege zurückgelegt und fast die gesamte Fläche des riesigen Erdteils besiedelt. In diesem Rahmen haben sie Überlebenstechniken erworben und sich kulturelle Fertigkeiten angeeignet, die die Anpassung an unterschiedlichste Umweltbedingungen ermöglichten. Sie lebten ohne den Einfluss der Entwicklungen anderer Kontinente und bildeten eigenständige Kulturen aus. Vor diesem Hintergrund lassen sich die immer wieder einmal diskutierten Thesen von Kulturbringern aus der Alten Welt nicht belegen. Die Entwicklungen verliefen nicht gradlinig. Es handelte sich vielmehr um die Herausbildung von höchst vielfältigen Lebensweisen. So waren die Kulturunterschiede zwischen einem in Feuerland lebenden Wildbeuter und einem in Monte Albán tätigen Priester enorm groß, obwohl beide auf demselben Kontinent lebten und gemeinsame Vorfahren hatten.

Vielfalt der Kulturen (bis ca. 1540)

Die traditionelle Forschung hat die Jahrhunderte von 900 bis 1540 als die Phase der Entstehung sogenannter Hochkulturen angesehen. Das Aztekenreich im Norden und das Inkareich im Süden stellten demnach den Höhepunkt der indigenen kulturellen Entwicklungen dar. Diese Interpretation basierte auf einer vom Fortschrittsdenken des 19. Jahrhunderts geprägten Vorstellung, wonach sogenannte primitive Kulturen wie Wildbeuter und Nomaden von sesshaften Stammeskulturen und diese wiederum von vermeintlich hoch entwickelten Staatsgesellschaften abgelöst werden. Heute gilt dieses rein auf den Staat bezogene Entwicklungsdenken und die Einteilung in „primitiv" und „fortschrittlich" als überholt. Die unterschiedlichen Kulturen entwickelten jeweils eigenständige wirtschaftliche, soziale und kulturelle Antworten auf die Herausforderungen ihrer Umwelt.

Neue, mächtige Staaten entwickelten sich ab ca. 900 vor allem in den Regionen, in denen schon in der klassischen Phase Stadtstaaten bestanden hatten. Die neuen Herrschaftsgebilde zeichneten sich durch ausgeprägte gesellschaftliche Spezialisierung aus. Hier fanden sich ethnisch heterogene Bevölkerungsgruppen in einer geschichteten Gesellschaft. Der in der Regel erbliche Adel und die Priester dominierten. Funktionsträger wie Militärs und Beamte, Handwerker und Kaufleute standen über der breiten Masse von Bauern und Sklaven. Die Herrschaft war hier zentralisiert, und sie schuf sich feste rechtliche und administrative Strukturen.

Der weltliche war oft auch der geistliche Herrscher, der oberste Priester oder gar ein gottgleiches Wesen. Der Fürst war somit das Oberhaupt einer Staatsreligion. Es etablierte sich ein arbeitsteiliges Gesellschaftssystem, das geprägt war vom ungleichen Zugang zu Ressourcen wie vor allem Landbesitz und Prestige. Nicht nur im Inneren, auch nach außen pflegten die Reiche komplexe Marktbeziehungen. Der Grad der Differenzierung unterschied sich von Fall zu Fall. Durch die Existenz schriftlicher Quellen sind wir über die Vorgänge in diesen Staatsgebilden weitaus besser informiert als über die frühere Zeit.

Neue Reiche in Mesoamerika

Nach dem Untergang Teotihuacáns dauerte es in Zentralmexiko rund 250 Jahre, bis mit Tollan (heute Tula) um das Jahr 1000 erneut eine mächtige städtische Herrschaft entstand. Bewohnt wurde Tollan von der ethnisch heterogenen Migrantengruppe der Tolteken. Diese pflegten weit verzweigte Handelskontakte und waren eine kriegerische Gesellschaft, wie Steinskulpturen und Steinreliefs, Aufmarschplätze und riesige Zeremonialbauten beweisen.

Die Blütezeit Tollans dauerte nicht einmal ein Jahrhundert, ehe die Stadt um 1170 verwüstet wurde. Grund für den Niedergang dürfte wie im Fall der klassischen Maya-Kulturen das Zusammenspiel von ökologischen Problemen und Kriegen gewesen sein. Neben den Ruinen der Stadt überdauerte der Mythos um einen der letzten Herrscher die Jahrhunderte, der in unterschiedlichen Versionen in ganz Mesoamerika bekannt war. Demnach schwor Ce Acatl, der den Titel Quetzalcoatl („Gefiederte Schlange“) trug, den Menschenopfern ab. Angeblich hatte er den Gottesrang in einer monotheistischen Glaubenslehre inne. Allerdings stand seine Herrschaft unter einem schlechten Stern: Durch seinen Sündenfall verursachte er den Ruin der Stadt, doch später zog er geläutert über das Meer davon. Die gefiederte Schlange war schon lange vor der toltekischen Zeit ein wichtiges Symbol in Mesoamerika, und der Mythos des Herrschers von Tollan konnte sich problemlos damit verbinden.

Der Schöpfergott Quetzalcoatl, „Gefiederte Schlange“, spielte in den mesoamerikanischen Religionen lange vor den Azteken eine zentrale Rolle (Seite 22 des Codex Borbonicus aus dem 16. Jh.).

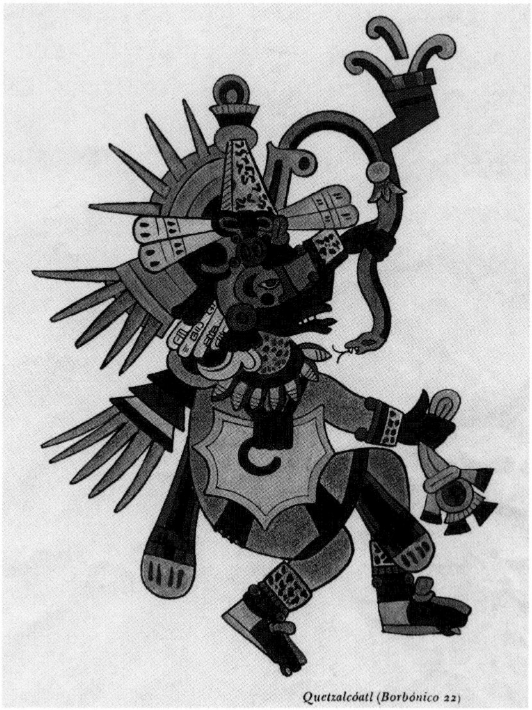

Unabhängig von Tollan entwickelten sich etwa in Oaxaca neue Herrschaftszentren. Im Norden der Region siedelten die Mixteken in zahlreichen Kleinstaaten, die sich untereinander bekriegten, wie die Bil-

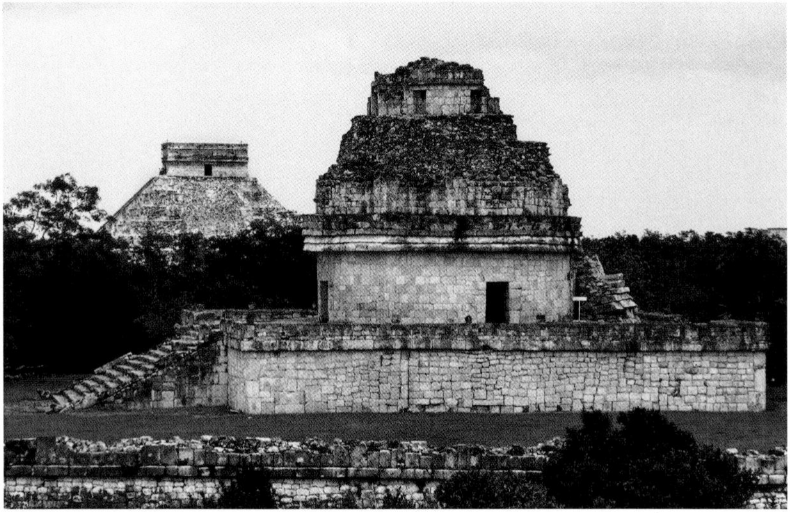

Das Caracol in Chichen Itza mit seiner Wendeltreppe im Innern war einer der wenigen Rundbauten der Maya-Kultur. Es handelt sich um eine besonders eindrucksvolle Frühform einer Sternwarte.

derhandschriften berichten. Die Stadt Mitla unweit von Monte Albán und der heutigen Hauptstadt Oaxaca wurde zum geistigen Zentrum der Kultur der Zapoteken. Später wanderten auch Mixteken in diese Region ein. Nach dem Ende der klassischen Maya-Kultur kam es in deren Siedlungsgebieten zu tief greifendem Wandel. Mit Chichen Itza entstand im Tiefland der Halbinsel Yucatán und nördlich vom alten Herrschaftskern ein neues Zentrum. Das Hochland zerfiel dagegen in rivalisierende Fürstentümer. Von dieser Geschichte kündet das berühmte Buch „Popol Wuj" der K'iche'.

Bereits um das Jahr 1000 fielen Völkerschaften aus dem Norden in das Maya-Gebiet ein, was in Chichen Itza zu einem Elitenaustausch führte. Ob es sich tatsächlich um Tolteken, vielleicht sogar unter Quetzalcoatl handelte, wie Teile der Forschung behaupten, bleibt unklar. Klar ist hingegen, dass sich Chichen Itza durch seine Offenheit für unterschiedliche kulturelle Stile und sein breit verzweigtes Handelsnetz in ein pulsierendes Zentrum verwandelte. Doch um 1200 wurde die Stadt von ihrer Konkurrentin Mayapan überflügelt, die die Region rund drei Jahrhunderte beherrschte und sich dabei auf die Strukturen der Eroberten stützte. Als die Spanier nach Yucatán übersetzten, gab es dieses Reich bereits nicht mehr. Stattdessen bekämpften sich 16 kleine Herrschaftsgebiete untereinander.

Der radikale Wandel, den die Maya-Kulturen in diesem Zeitraum erlebten, stand in Zusammenhang mit Transformationen in Zentral-

Das astronomische Wissen der Maya kennen wir aus den wenigen überlieferten Codices sowie aus den mayasprachigen Quellen der frühen Kolonialzeit. Es spielte im Leben der Menschen eine zentrale Kontrolle, da es der Erstellung des Ritualkalenders zugrunde lag, nach dem schicksalhafte Ereignisse vorausberechnet wurden. Jeder einzelne Tag hatte eigene Qualitäten, die zum Beispiel den Charakter eines Neugeborenen oder den günstigen Moment für die Aussaat bestimmten. Den Kalenderpriestern kam die wichtige Aufgabe zu, die Zukunft durch rituelle Handlungen positiv zu beeinflussen. Dazu mussten sie regelmäßig den Lauf der Gestirne beobachten, wofür besondere Bauwerke wie das Caracol in Chichen Itza errichtet wurden. Die Ursprünge des Kalenders sind bereits auf die olmekische Kultur zurückzuführen.

mexiko. Seit dem Niedergang Tollans gab es dort kein machtvolles Zentrum mehr. Stattdessen führte der Einfall von kriegerischen Nomaden aus dem Norden zu Umwälzungen. So setzten sich die Chichimeken unter anderem in Tlaxcala und Cholula fest, während die Tarasken in der Region von Pátzcuaro siedelten. Die Neuankömmlinge, zu denen auch die Tepaneken und Otomí stießen, richteten ihr Interesse bald auf das Becken von Mexiko. Dort entstand eine Vielzahl ethnisch heterogener Stadtstaaten, die um Tempelbauten gruppiert waren. Zentral blieben wie schon in den frühen Kulturen Amerikas rituelle Menschenopfer, von denen nach den religiösen Vorstellungen der Fortbestand des Lebens abhing. In sozialer Hinsicht regierte ein Herrscher (*tlatoani*) mit einer kleinen geburtsadligen Schicht, die sich aus der dominanten ethnischen Gruppe rekrutierte, die große, ethnisch heterogene Masse der Abhängigen. Eine besondere Position kam Händlern und Kunsthandwerkern zu. Außerdem war der soziale Aufstieg durch kriegerische Heldentaten möglich.

Zu den Neuankömmlingen zählte das Volk der Mexica, das nach dem mythischen Ursprungsort Aztlán auch Azteken genannt wurde. Im 13. Jahrhundert hatte es sich am Westufer des Texcoco-Sees am Hügel Chapultepec angesiedelt. 1325 gründeten die Mexica auf einer Seeinsel die Stadt Tenochtitlan.

Die Azteken fungierten anfangs als Hilfstruppen der dominanten Tepaneken, denen sie auch tributpflichtig waren. 1426 probten sie im Bündnis mit einigen Nachbarn erfolgreich den Aufstand gegen ihre Herren. Seit 1431 endgültig unabhängig, gelang ihnen danach rasch der Aufstieg zur Führungsmacht in Zentralmexiko. Gemeinsam mit den benachbarten Stadtstaaten Texcoco und Tlacopan gründeten die Azteken den Dreibund, in dem sie von Beginn an die Führungsrolle einnahmen.

Der Dreibund betrieb eine aggressive Expansionspolitik, die teilweise auf Macht- und Wirtschaftsinteressen, teilweise aber auch auf

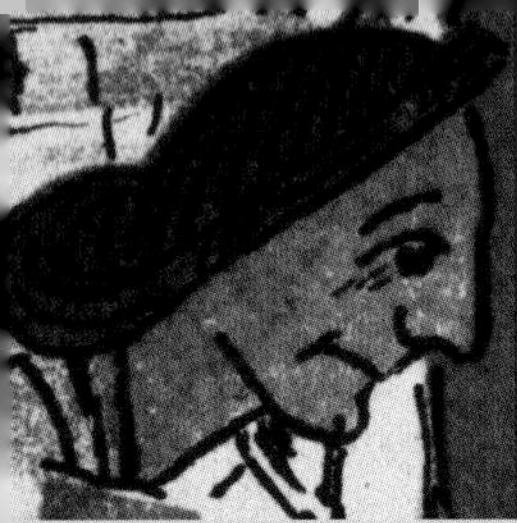

Die Gesellschaft der Azteken

Die Azteken entwickelten eine hoch komplexe und gestufte Gesellschaft, die auf den kulturellen Grundlagen der älteren mesoamerikanischen Kulturen aufbaute. Der Altepetl, der unabhängige Stadtstaat, bestand aus zahlreichen kleineren Einheiten, die wiederum in Verwandtschaftsgruppen und Haushalte zerfielen. Die soziale Trennung von Adligen und Nichtadligen war strikt, wobei Erstere wohl rund zehn Prozent der Bevölkerung ausmachten. Ein sozialer Aufstieg war – wenn überhaupt – nur durch besondere Kriegstaten möglich, denn die Krieger genossen neben den Priestern das höchste gesellschaftliche Ansehen. Ein solcher Verdienstadel war nicht erblich.

Besitz, Abstammung und Macht bestimmten den Rang innerhalb des aztekischen Adels. Der Sohn, der das Erbe als Anführer eines Adelshauses antreten wollte, musste sich zuvor im Krieg ausgezeichnet haben und von den anderen Adelshäusern anerkannt werden. Dazu musste er seine Macht durch seinen Palast, aufwendige Kleidung und Schmuck aus Edelsteinen und Federn repräsentieren. Gold war ein besonders begehrtes Statussymbol, das bei den Azteken eigentlich dem Herrscher vorbehalten war, der es aber zum Dank für besondere Verdienste verschenken konnte.

Der adlige Herr bestimmte über einen Herrensitz mit Ländereien, die meist weit verstreut lagen. Allerdings schwankten die Größe und das Ansehen dieses Besitzes innerhalb des Adels erheblich. Der Adel lebte von den Abgaben, welche die Bauern zu leisten hatten. Diese mussten ebenso wie die abhängigen Handwerker Dienste im Haus des Herrn leisten. Je mehr solche Abhängige ein Adliger hatte, desto mehr galt er.

Eine Sonderrolle unter den Nichtadligen spielten spezialisierte Handwerker wie etwa die Goldschmiede und die Fernhändler. Sie verfügten über ansehnlichen Reichtum und konnten sich im Gegensatz zum einfachen Volk, das sich in der Regel von Maissuppe und Tortillas ernährte und nur sehr selten Fleisch verzehren konnte, üppiges Essen leisten. Dienste mussten sie nicht leisten, jedoch Tribute zahlen. Sie lebten in abgesonderten Stadtbezirken und folgten eigenen Regeln und Riten.

Die große Masse der Bevölkerung bestand aus Bauern und Handwerkern. Im Gegensatz zu einem hohen Adligen, der oft mehrere Frauen hatte, führten die Gemeinen monogame Ehen, wobei mehrere Familien einen gemeinsamen

Haushalt bildeten. Entweder sie bearbeiteten das Land von Adligen oder sie gehörten einer meist ethnisch definierten Korporation an, die über gemeinschaftlichen Landbesitz verfügte, der wiederum als nichterbliche Parzelle an einzelne Mitglieder vergeben wurde. Das Alltagsleben der einfachen Leute spielte sich im mit wenigen Möbeln ausgestatteten Haus und in dessen Innenhof ab.

Ganz unten in der Gesellschaftspyramide standen die Unfreien, die oft nur für eine bestimmte Zeit aus einer Notlage heraus ihre Arbeitskraft verpfändet hatten oder für eine Missetat mit der Unfreiheit bestraft wurden. Ihre Ehepartner und Kinder blieben frei.

Der Alltag der einfachen Bevölkerung war anstrengend. Die Bauern verrichteten ihre Arbeit ohne Pflug mit Pflanzstock und mussten den Herren Kriegs- und andere Dienste leisten. Die Frauen verbrachten viele Stunden täglich mit dem Mahlen von Mais, der Fertigung von Kleidern oder mit Dienstpflichten im Adelspalast. Ansonsten kümmerten sie sich um das Haus und die Kindererziehung. Die Kinder ihrerseits durchliefen eine harte Schule, in der kleine Verfehlungen mit strengen Strafen geahndet wurden. Das galt allerdings auch für die Erwachsenen, und zwar adlige und nichtadlige gleichermaßen, wenn sie den Ehrenkodex der Azteken übertraten. ■

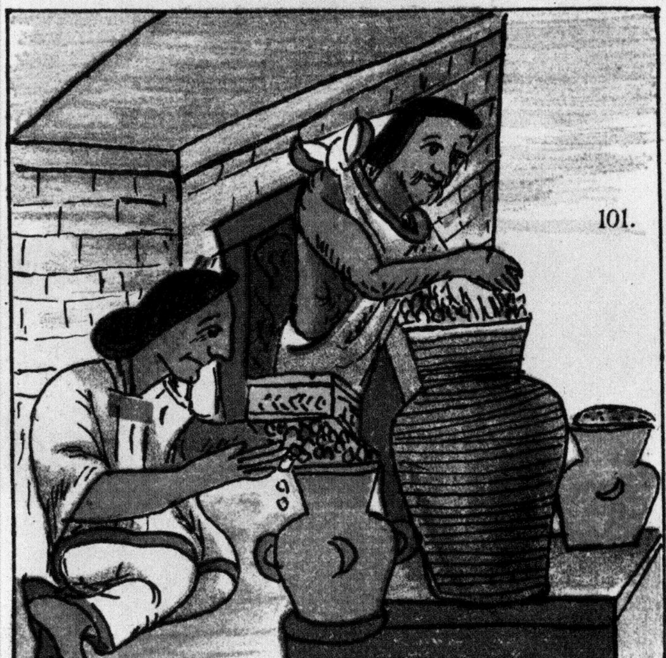

Gold ließen die Azteken nach der Eroberung Oaxacas zumeist von mixtekischen Goldschmieden anfertigen. Die einfachen Bauern mühten sich dagegen mit der Feldarbeit (Codex Florentinus aus den 1570er-Jahren).

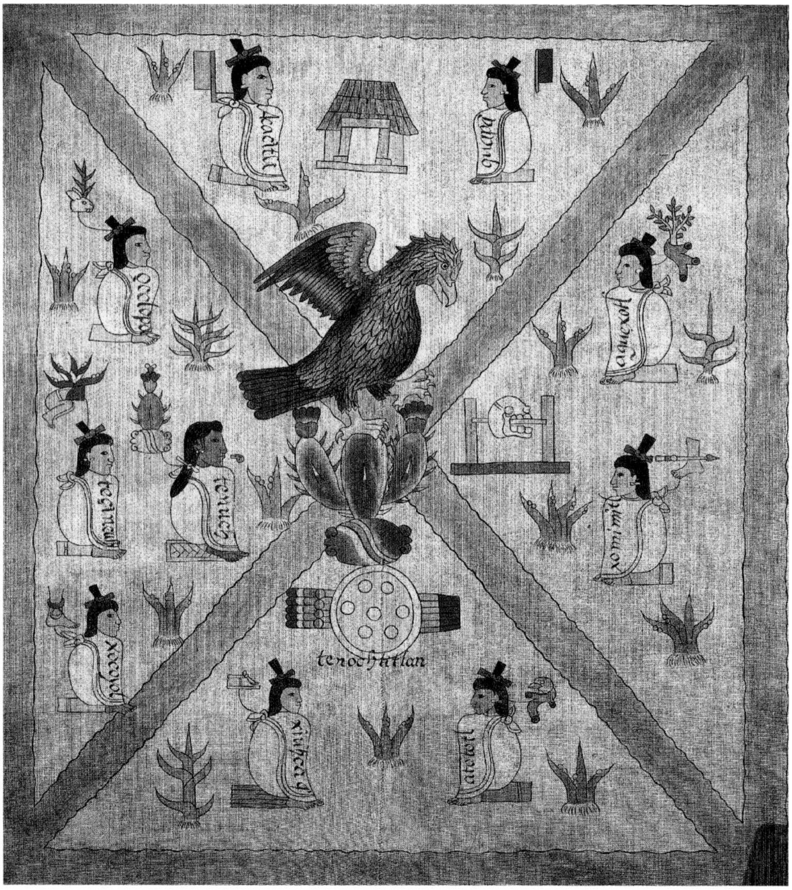

Der aztekische Codex Mendoza entstand während der Kolonialzeit (um 1540). Die Bilderhandschrift erzählt von der Gründung Tenochtitláns an dem Ort, an dem sich ein Adler auf einem Kaktus niederließ und mit einer Schlange kämpfte.

religiöse Motive zurückzuführen war. Auch nach den Glaubensvorstellungen der Azteken waren Menschenopfer notwendig, um die Welt zu bewahren. Man wähnte sich bereits in der letzten der fünf Welten, deren Ende ständig drohte. In Anspielung auf das Blut der Götter, das einst zur Bewegung der Sonne als Selbstopfer geflossen war, konnte diese Katastrophe durch das Blut der feierlich Geopferten, die jeweils einen bestimmten Gott personifizierten, rituell aufgehalten werden. Sogenannte Blumenkriege gegen Nachbarvölker wie etwa Tlaxcala oder Cholula, deren Unabhängigkeit fortbestand, um die Kriege oder kriegsähnlichen Turniere durchführen zu können, sicherten einen kontinuierlichen Zufluss an Gefangenen für die Opfer. Dabei stand der Sieger keineswegs von vornherein fest, wie die Niederlage der Azteken von 1499 zeigte.

Das Reich der Azteken war also noch jung, als Montezuma II. 1502 an die Macht kam. Zwar hatte man bereits große Teile Mesoamerikas kriegerisch unterworfen, doch existierten durchaus noch starke Rivalen, die nur auf einen Moment der Schwäche warteten, um sich am übermächtigen Nachbarn zu rächen.

Der nördliche Andenraum

Im nördlichen Südamerika gab es bis 1500 keine Staatengründung, die sich mit jener der Azteken in Mesoamerika messen konnte. Zahlreiche Kleinstaaten und Kazikentümer bestimmten hier das Bild. Seit 900 expandierten die Muiscas, doch hatten sie sich noch nicht konsolidiert. Wichtig war die hoch entwickelte Chibcha-Kultur, die in künstlerischer und handwerklicher Hinsicht mit der der Azteken vergleichbar war. Insbesondere die Goldverarbeitung war hoch entwickelt – sie war die Grundlage für die Entstehung des europäischen Mythos von El Dorado.

Komplex organisiert waren zumal in einigen Herrschaften im Hochtal von Bogotá auch die Verwaltung sowie Handel und Ackerbau. Mit

In diesem Meisterwerk der Muisca-Goldschmiedekunst wird der Mythos des „Vergoldeten" dargestellt, den man in der Mitte des Floßes umgeben von seiner festlich geschmückten Entourage sieht.

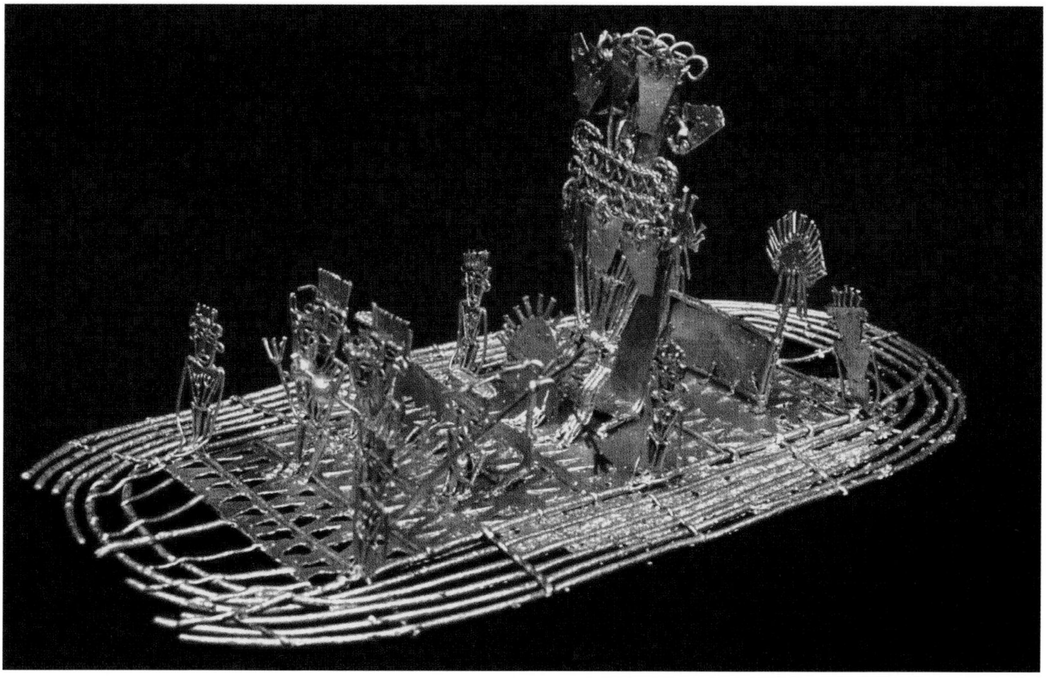

ihren Terrassenstädten entwickelte die Tairona-Kultur in der Küstengebirgsregion im Norden das zweite wichtige Kulturareal.

Die Reiche des zentralen Andenraums

Die Entwicklungen im zentralen Andenraum unterschieden sich davon erheblich. Der Untergang Huaris mündete in eine Phase heftiger Kämpfe, wobei sich einzelne Täler nicht zuletzt um die Anbauflächen für Koka stritten. Die Koka ist ein traditionell für rituelle Zwecke, aber auch als Nahrungsergänzungsmittel genutzter Strauch, dessen getrocknete Blätter nicht nur gegen die Höhenkrankheit, sondern auch gegen Schmerzen, Müdigkeit, Hunger und Kälte halfen. Ein bedeutsames Zentrum entstand ab 1200 mit dem Chimú-Reich an der Nordküste Perus. Die Hauptstadt Chanchan führte kulturelle und administrative Traditionen sowohl der Moche als auch der Huaris weiter. Unterworfene Nachbarregionen belegte man mit Tributen in Naturalien und Arbeitsleistungen und sicherte die Eroberungen durch die Gründung von Garnisonen und Verwaltungszentren ab.

Zur Versorgung der lange Zeit größten Stadt Südamerikas, Chanchan, legte die Bevölkerung kunstvolle Bewässerungsanlagen an. Die religiöse Verehrung galt vor allem dem Mond und dem Meer. Erst die Invasion der Inka um 1465 beendete die Macht des Chimú-Reiches, obwohl die Herrscher zunächst formell weiterregierten.

Ähnlich wie bei den Azteken im Norden war das Staatswesen der Inka noch vergleichsweise jung, legte aber einen starken Expansionswillen an den Tag. Etwa zu Beginn des 13. Jahrhunderts hatten sich die Clans (*ayllu*) unter ihrem ersten Herrscher Manco Capac in Cuzco angesiedelt. In der Folgezeit konnte sie sich in Kriegen und durch geschickte Heiraten in der Region behaupten. Doch erst, als die rebellierenden Chanca 1438 die Inka-Herrschaft existenziell bedrohten, begann der Expansionsprozess, da durch die militärische Auseinanderset-

Die Legende vom El Dorado, dem Vergoldeten, war schon Geschichte, als die Spanier die Muisca-Region eroberten. Der Erzählung nach mussten die Herrscher der Muisca bei ihrem Amtsantritt dem Sonnengott opfern, indem sie im See von Guatavita nahe Bogotá Gold und Edelsteine versenkten. Bei der Zeremonie wurde die Haut des Herrschers mit Goldstaub bedeckt, den dieser dann wahrscheinlich bei einem rituellen Bad im See wieder abwusch. Die Konquistadoren verbanden El Dorado mit der Vorstellung von einer Goldstadt, später gar von einem Goldland. Viele Abenteurer nahmen große Risiken auf sich, um dieses sagenhafte Land, das mal hier, mal dort vermutet wurde, zu entdecken. Erfolg hatte keiner von ihnen.

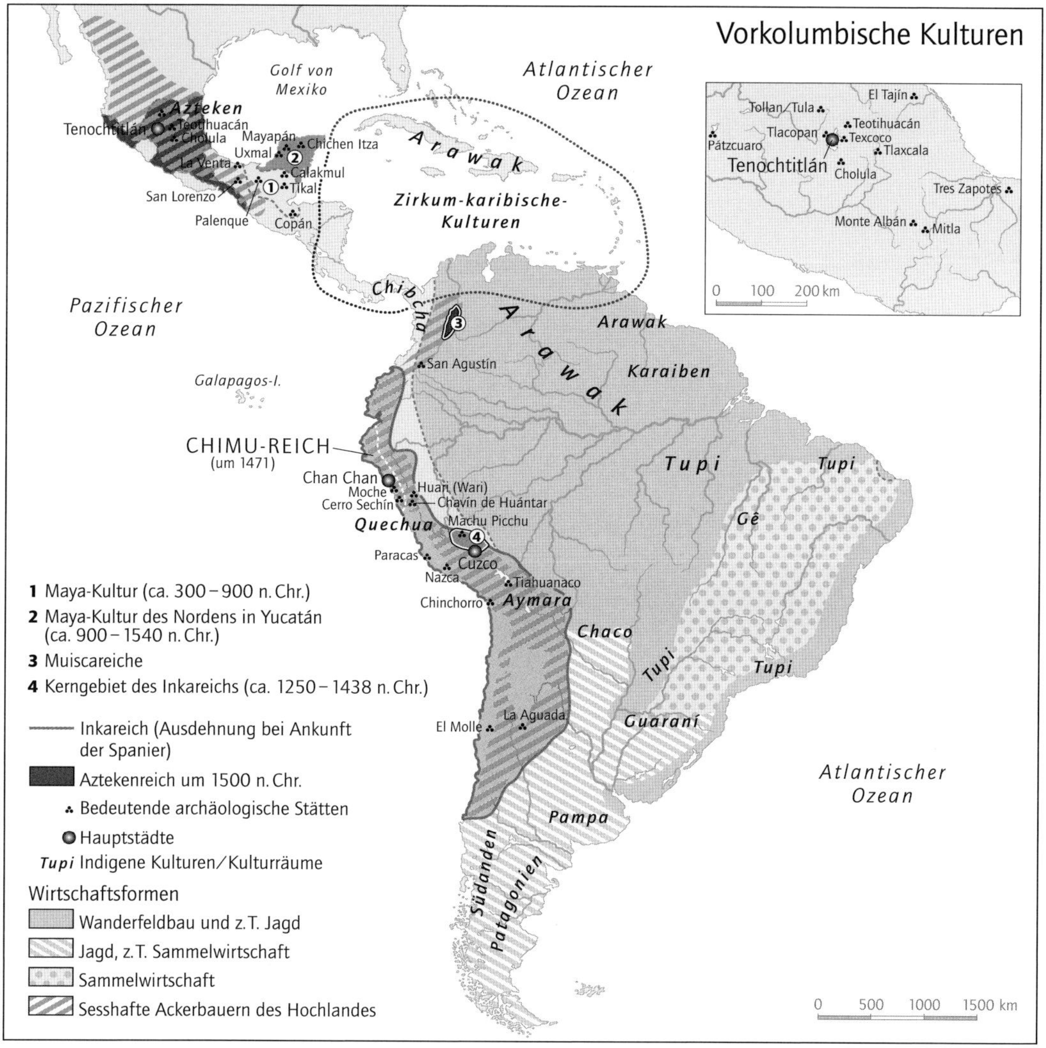

zung mit Pachacutec Inca Yupanqui ein mächtiger Heerführer die Macht übernahm.

Vorkolumbische Kulturen

Durch die Eroberungen Pachacutecs und seiner Nachfolger Tupac Yupanqui und Huayna Capac erreichte das „Reich der vier Teile“, das *Tahuantinsuyo*, seine größte Ausdehnung mit der Nordgrenze im heutigen Ecuador, der Südgrenze in Chile und der Ostgrenze im Amazonas- und Chaco-Becken. Diese enorme Expansion war nur möglich, weil die Herrscher ein einheitliches Verwaltungssystem schufen, dass das Regieren selbst in

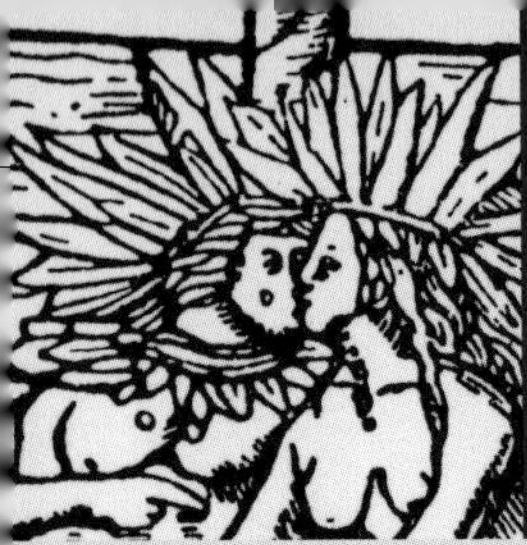

Kannibalismus

Waren es im Fall des Azteken- und Inkareichs vor allem die rituellen Menschenopfer, die den Abscheu der Europäer erregten, so waren es bei den karibischen und tupiguarani-sprachigen Kulturen die anthropophagen Praktiken, denen ebenfalls religiöse Bedeutung zukam.

Nach den Vorstellungen der karibischen Taino etwa stand am Anfang der Welt die Erschaffung des Meeres durch den Ursprungsgott. Dieses höchste Wesen legte durch das Verspeisen der Überreste des eigenen Sohnes die Grundlage für endokannibalistische Praktiken, die die Taino ausübten, um die Verbindung zum Totenreich zu erhalten, indem sie die Kraft der Verstorbenen durch Verzehr in sich aufnahmen. Menschliche Knochen spielten in diesem Zusammenhang als Symbole des Lebens eine zentrale Rolle. Zwar bleibt der Kannibalismus der Taino in der Forschung umstritten, doch liegen zahlreiche Quellen vor, die diese in vielen unterschiedlichen Kulturen vorkommende Praxis bestätigen. Im Fall der Taino verband sie sich wohl mit einem ausgeprägten Toten- und Ahnenkult.

Ähnliches gilt auch für die Tupinamba und benachbarte indigene Gruppen in Brasilien, über deren Praktiken Augenzeugenberichte unter anderem von Hans Staden vorliegen. So wurden gefangene Feinde oft nach langer Gefangenschaft, während derer man sie gut behandelt hatte, im Kontext einer komplexen Zeremonie rituell getötet und dann bei einem Festmahl von den Mitgliedern der Gemeinschaft gemeinsam verzehrt.

In Europa kannte man seit der Antike die Erzählungen von sagenhaften Menschenfressern und anderen Fabelwesen, die angeblich die Ränder der bekannten Welt bevölkerten. Kolumbus, der diese Sagen gut kannte und daher wenig überrascht war, erfand dafür schon auf seiner ersten Reise den Begriff „Kannibale" Anlehnung an *cariba*, einer indigenen Ethnie der Karibik, die angeblich von ihren Nachbarn als Menschenfresser gefürchtet wurde. So zumindest interpretierte Kolumbus die Ängste der Indigenen, auf die er traf, denn die Aussagen passten in sein Deutungsschema, erwartete er doch durchaus zum Beispiel auf hundeköpfige Menschen zu treffen, die sich gegenseitig auffraßen. Da Hund auf lateinisch *canis* heißt, war es von den *cariba* zu den *caniba* nicht weit.

Spätere Reiseberichte wie insbesondere Amerigo Vespuccis Schrift „Mundus Novus" von 1502/03 erhärteten die den Kannibalismus betreffenden Aussagen des Kolumbus. Vespuccis Schilderungen der Sexualpraktiken und der Menschenfresserei bei der indigenen Bevölkerung nahm das Publikum in Europa besonders begierig auf. Vor allem Bilder regten die Phantasie der Europäer an und trugen entscheidend dazu bei, die amerikanischen Menschen als das absolut Andere und grausam Wilde wahrzunehmen. In den frühneuzeitlichen bildlichen Darstellungen Amerikas fanden sich von da an fast ausnahmslos Kannibalen. Amerika war damit in den Augen der Europäer gleichsam zum Kontinent der Kannibalen geworden.

Für Spanier und Portugiesen war der Kannibalismus der Indigenen ein wichtiges Argument zur Legitimation der kriegerischen Eroberung und der Kolonialherrschaft. Außerdem rechtfertigte der Vorwurf des Kannibalismus die Versklavung der Indigenen, und dies selbst dann noch, als letztere ab 1500 nach Maßgabe der spanischen Krone grundsätzlich von der Sklaverei ausgeschlossen bleiben sollten.

Bei den Kariben schien auch aus Sicht kirchlicher Kreise eine Versklavung geradezu unumgänglich, um ihr Seelenheil zu retten. Schon im Oktober 1503 autorisierte die spanische Königin die Versklavung dieser Bevölkerungsgruppe, wobei es für die Spanier schwierig bis unmöglich war, im Einzelfall zu überprüfen, ob es sich bei den Versklavten wirklich um Kariben handelte. Dem Missbrauch war damit Tür und Tor geöffnet. Den Vorwurf des Kannibalismus verwendeten ab Mitte des 16. Jahrhunderts auch die Portugiesen als wohlfeiles und viel genutztes Legitimationsargument für den „gerechten Krieg" und damit für die Versklavung der Indigenen. ■

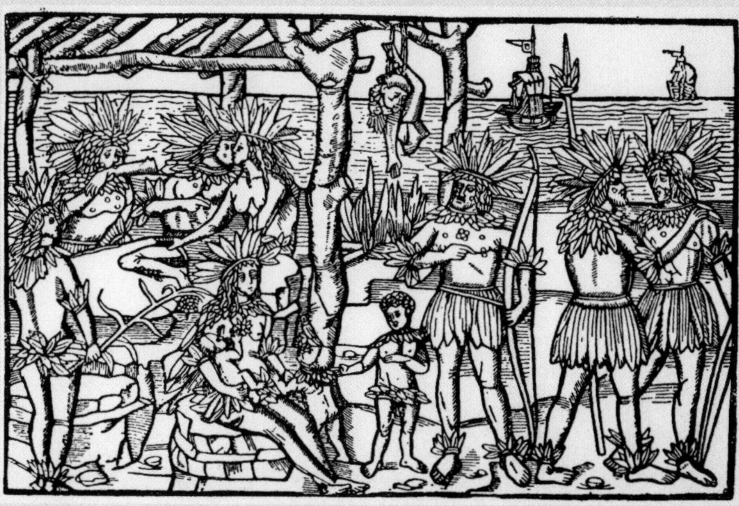

Der Einblattdruck aus Augsburg von 1505 gibt mit der „Schlacht- und Räucherszene" die Wirkung von Vespuccis Bericht über die kannibalistischen Praktiken auf die Vorstellungen der Europäer eindrucksvoll wieder. In Motiven wie diesen, die in der Folgezeit immer wieder aufgegriffen wurden, wird Amerika auf den Kannibalismus reduziert.

abgelegenen Reichsteilen ermöglichte. Die Inka-Sprache Quechua stieg zur Amtssprache auf, und Knotenschnüre (*quipo*) dienten der statistischen Erfassung. Der Sonnenkult wurde zum Staatskult, und die Inkadynastie verstand sich als Abkömmling der Sonne. In der religiösen Vorstellungswelt der Inka gab es ohnehin keine klare Trennung zwischen weltlicher und übernatürlicher Sphäre. Heilig konnten Dinge, Orte, lebende und verstorbene Menschen sein, die als sogenannte *huaca* verehrt und versorgt wurden, weil sie direkt ins Leben der Menschen eingreifen konnten.

Cuzco wurde nun planmäßig zu einer mächtigen Hauptstadt ausgebaut. In Form eines Pumas angelegt, fanden sich dort repräsentative Paläste, Tempel, eine Festung, Speicher und eine ausgeklügelte Wasserversorgung. Die vier Fernstraßen des *Tahuantinsuyo* liefen auf die Hauptstadt zu. Große Bauprojekte prägten diese Expansionsphase, und sie wurden auch in anderen Reichsteilen durchgeführt, wie Pachacutecs berühmter Landsitz Machu Picchu beweist. In den ersten Jahrzehnten des 16. Jahrhunderts erreichte das mächtige Reich seine größte Ausdehnung. Auf den rasanten Aufstieg fiel allerdings ein Schatten, als ca. 1527 der Inka Huayna Capac an den Pocken starb. Die Epidemie hatte sich im Gefolge der Konquistadoren in Südamerika ausgebreitet, noch ehe die Spanier selbst dort gesichtet wurden.

Weitere Kulturräume

Die Expansionsdynamik der mächtigen Reiche der Inka und Azteken verlief im Sande, wenn der Gegner nicht zentral organisiert war. Insbesondere kampferprobte nomadische Gruppen von Jägern, Sammlern und Ackerbauern waren schwer zu fassen. Sie waren aber bis ins 16. Jahrhundert die räumlich am weitesten verbreiteten Kulturen in Amerika. Im wüstenartigen Norden des heutigen Mexikos lebten Seminolen, Yaquís und viele andere Gruppen, im tiefen Süden des *Cono Sur* araukanische und patagonische Gruppen. Das tropische Tiefland, Amazonien und den Chaco bevölkerten Arawaken, Kariben oder Ge. Diese Gebiete waren sehr dünn besiedelt.

Teile dieser Zonen, nämlich die Karibikinseln und später die Küstenzonen des östlichen und nördlichen Südamerikas traten ab 1492 erstmals in Kontakt mit den Europäern. Dort siedelten etwa die Tupis in Dörfern, denen ein Kazike vorstand. Die Gesellschaft war stammesähnlich organisiert. Häufig vereinte der Stammesführer die Funktion des Kriegsherrn und des Schamanen in sich. Vielerorts betrieb man bereits

Brandrodung und baute vor allem Maniok an. An den Küsten fand sich Keramik.

Zu Beginn des 16. Jahrhunderts siedelten auf den Karibikinseln Hispaniola, Kuba, Jamaika und Puerto Rico in Kazikentümern organisierte Tainos. Sie gehörten zur Sprachfamilie der Arawaken. Die Gesellschaft war hierarchisch gegliedert, wobei der Kazike sowohl weltliche als auch geistliche Macht vereinte. Er stand über dem gemeinen Volk und den Unfreien. Die Dörfer waren unterschiedlich groß, und man betrieb intensiven Ackerbau. Neben der Keramik war mit dem Ballspiel ein weiterer Kulturtransfer vom Festland her erfolgt. Auf den kleinen Antillen und im nördlichen Südamerika lebten ferner die Kariben. Sie galten als kriegslüstern und kannibalisch, wobei die Vorurteile ihrer Feinde, der Tainos, sowie die Berichte der spanischen Entdecker zweifellos zu diesem Negativbild beitrugen.

Das Amerika, das die Europäer Ende des 15. Jahrhunderts vorfanden, war enorm vielfältig. Unzählige Kulturen und wahrscheinlich mehr als 125 Sprachfamilien lebten hier in riesigen, auch geografisch und klimatisch heterogenen Räumen. Diese Räume waren jedoch keineswegs isoliert, sondern auf vielfältige Weise miteinander verflochten. Der amerikanische Doppelkontinent war auch vor 1492 keine heile Welt, kein Utopia, das sich manche Europäer seit Jahrhunderten immer wieder ausmalten. Kriege und Gewalt herrschten zwischen indigenen Kulturen ebenso wie innerhalb derselben. Von diesen Feindschaften und Allianzen sollten die Europäer profitieren, mehr noch: sie ermöglichten die Eroberung – wie unvollständig sie auch gewesen sein mag – überhaupt erst. Zentralisierte Herrschaftsgebiete ließen sich einfacher erobern und beherrschen als Nomadenvölker. Das wussten bereits die Azteken, die Inka und viele ihrer Vorläufer.

Über viele Jahrhunderte hatten sich Eroberer immer wieder an die Spitze unterworfener Staaten gestellt und vorhandene gesellschaftliche Strukturen und Hierarchien genutzt. Viel schwieriger war die Unterwerfung von Stammesgesellschaften, die verdrängt oder umgesiedelt werden mussten oder sich der Unterwerfung durch Ausweichen schlicht entzogen. Riesige Räume blieben daher außerhalb der Großreiche bestehen. Die Spanier machten in der Folgezeit ganz ähnliche Erfahrungen.

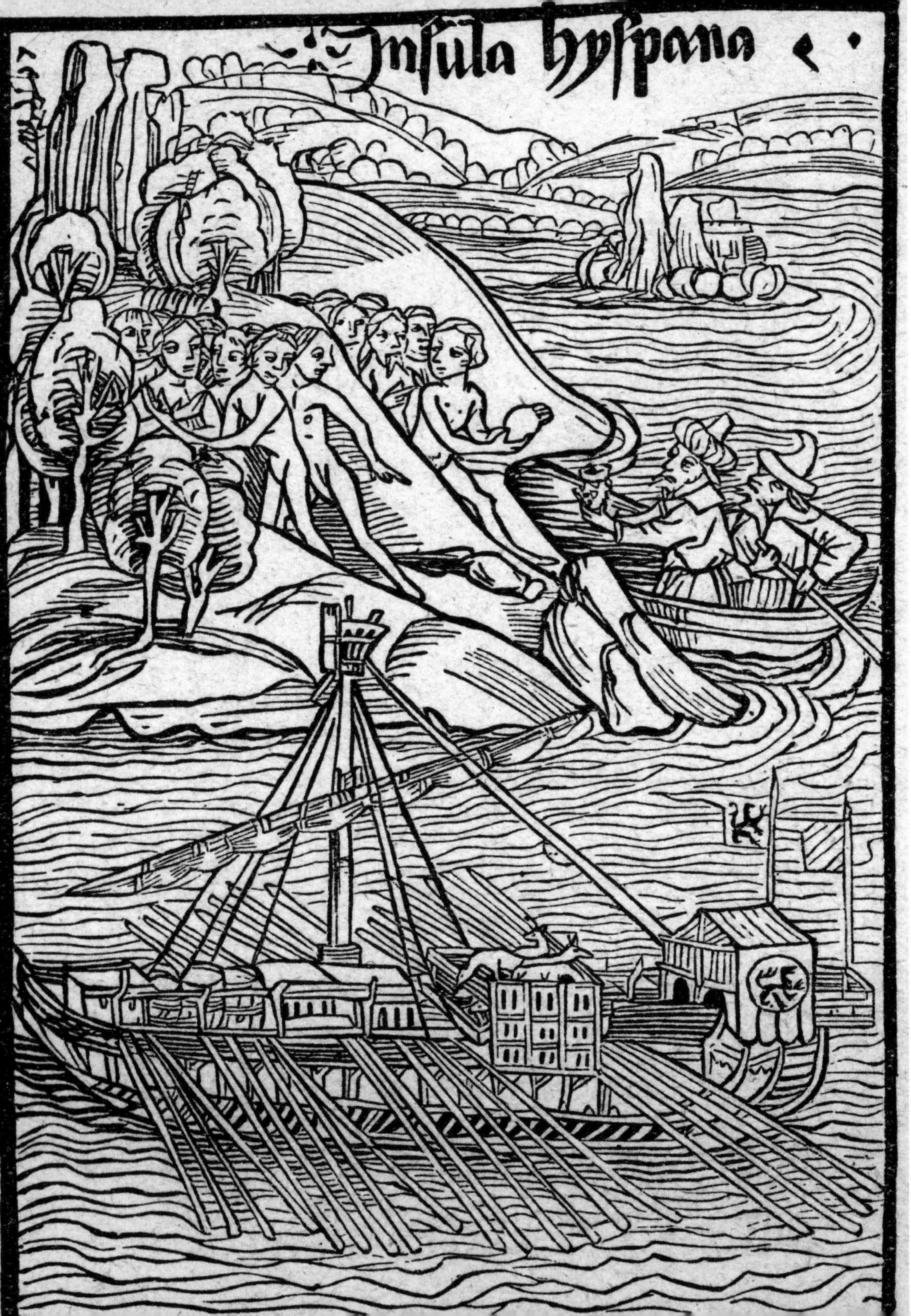
Insula hyspana

Die Kolonialzeit

Wir wissen nicht genau, wie viele Menschen um 1492 auf dem Doppelkontinent, der bald den Namen Amerika erhielt, lebten. Neuere Schätzungen gehen von mehr als fünfzig Millionen aus. Der weitaus größte Teil lebte in den Gebieten, die seit dem 19. Jahrhundert als Lateinamerika bezeichnet werden.

Anfänge des Kolonialismus (1492–1570)

Die Ursprünge der europäischen Expansion reichen weit in die Vergangenheit zurück. Bereits in den antiken Mythen findet sich die Vorstellung von einem unbekannten Land im Westen, die bis ins Mittelalter fortlebte. Neu belebt wurden sie durch die Erkundungen irischer Mönche und der Wikinger im Atlantik. Die Erkenntnisse dieser Seefahrten blieben jedoch vorerst im Verborgenen, denn sie verbreiteten sich kaum. Gegen Ende des 13. Jahrhunderts erweiterte sich das mittelalterliche Weltbild vor allem durch Reisen in den Osten mit dem Ziel der Schaffung eines Bündnisses des Christentums mit den Mongolen gegen den Islam. Marco Polos Tour durch Ostasien (1271–1292), die durch den Reisebericht „Il Milione" sehr bekannt wurde, war dabei zweifellos zentral. Manche Leser leiteten daraus auch die Vorstellung von der vermeintlich gewaltigen Ausdehnung des asiatischen Kontinents ab. Da die Kugelgestalt der Erde zumindest in informierten Kreisen allgemein bekannt war, kam es zu der folgenschweren Fehleinschätzung, dass eine Schiffsreise nach Asien – oder „Indien" – auch in westlicher Richtung möglich sei, weil man die Länge der zurückzulegenden Strecke völlig unterschätzte. Von der Existenz eines weiteren Kontinents ahnte man im christlichen Europa nichts.

Der Moment der Begegnung mit dem Fremden – Holzschnitt aus dem Kolumbus-Brief, Baseler Ausgabe 1493/94.

Motive der europäischen Expansion

Grundlegend für das Interesse der Europäer an der Erkundung unbekannter Ozeane und Weltgegenden im Spätmittelalter war die Suche nach den Edelmetallen und Gewürzen des Orients. Natürlich spielte auch der Wille zur Verbreitung des Christentums eine wichtige Rolle, und manchen Seefahrer der damaligen Zeit trieb wohl auch die Neugier auf fremde Kulturen und Völker.

Im 14. Jahrhundert bedrohte der immer weiter expandierende Islam die Stabilität der alten Handelsrouten. Als 1453 Konstantinopel fiel, blieb dem christlichen Europa nichts anderes übrig, als neue Wege zu den Reichtümern des Ostens zu suchen. Die wirtschaftlichen Aktivitäten und Erkundungen auf See verlagerten sich nun immer mehr ins westliche Mittelmeer und auf den Atlantik. Dadurch konnten die iberischen Mächte ihren geografischen Vorteil ausspielen und die bis dahin führenden Italiener in den Schatten stellen.

Portugal war im 15. Jahrhundert wesentlich an den Expansionsprozessen beteiligt und machte sich dabei die Kenntnisse und das Kapital der großen italienischen Handelsstädte wie Venedig, Florenz und Genua zunutze. Da Portugal den Prozess der sogenannten Reconquista, die Rückeroberung der arabisch-islamischen Gebiete, schon früh abschloss und sich zu einem vergleichsweise zentralistischen und stabilen Flächenstaat entwickelte, hatte das Land einen großen Vorteil gegenüber seinen Nachbarn. Insbesondere Prinz Heinrich, genannt „der Seefahrer", betrieb die portugiesische Ausdehnung entlang der afrikanischen Küste Richtung Süden.

Das Königreich Kastilien war zu diesem Zeitpunkt noch zu sehr mit der Reconquista beschäftigt, als dass es sich auf Überseeabenteuer hätte einlassen können. Erst in der zweiten Hälfte des 15. Jahrhunderts legten auch die Kastilier selbstständige Expansionsbemühungen an den Tag und gerieten darüber sofort in Streit mit ihren portugiesischen Nachbarn. Im Friedensvertrag von Alcáçovas (1479) konnten diese Auseinandersetzungen beigelegt werden, doch blieb Kastilien dadurch von der Expansion nach Afrika ausgeschlossen. Offen blieb nur der Seeweg gen Westen, der wesentlich riskanter war. Als im Januar 1492 Granada zurückerobert wurde und damit die *Reconquista* abschloss, war der Moment gekommen: Nach langen Verhandlungen schickten die katholischen Könige im April 1492 den genuesischen Seefahrer Christoph Kolumbus auf Entdeckungsreise. Sein Auftrag lautete, nach „Indien" zu fahren und die Länder und Inseln, die er auf dem Weg neu entdeckte, für Spanien in Besitz zu nehmen.

Die Entdeckungen und Eroberungen

Kolumbus' Landung fiel auf den 12. Oktober 1492 und spielte sich auf einer kleinen Insel der Bahamas-Gruppe ab: Guanahani, dem heutigen San Salvador. Wie geplant ergriff Kolumbus von dieser und vielen anderen karibischen Inseln formell Besitz. Dabei maß er die Menschen, auf die er traf, nach dem Nutzen, den sie ihm bringen konnten. Seiner Einschätzung nach waren diese Inder (*indios*) – so nannte er sie, weil er glaubte, Indien gefunden zu haben – leicht auszubeuten und zu christianisieren. Schon diese frühesten Begegnungen zeugen vom gegenseitigen Unverständnis und von gewaltsamen Auseinandersetzungen. Dieses Handlungsmuster sollte für die Folgezeit charakteristisch werden.

Um **Christoph Kolumbus'** Herkunft ranken sich viele Mythen. Historiker bezweifeln heute aber nicht mehr, dass Kolumbus um 1451 in Ligurien geboren wurde. Der junge Cristoforo Colombo wuchs in der Hafenstadt Genua auf, wo sein Vater Domenico bereits in der zweiten Generation als Wollweber arbeitete und Mitglied in der Zunft der Tuchmacher war. Wahrscheinlich lernte er ebenso wie seine drei Brüder in einer Zunftschule Lesen und Schreiben. Als Jugendlicher entdeckte er seine Neigung zur Seefahrt, was in einer Stadt wie Genua nicht weiter erstaunlich war. In den 1470er-Jahren kam er in die Metropole Lissabon, fuhr von dort aus zur See und entwickelte den Plan einer Westfahrt nach Indien. Viele Jahre bemühte er sich vergeblich, diesen Plan an die Könige von Portugal oder Spanien zu verkaufen. Erst 1492 erhielt er den Zuschlag von den Spaniern.

Der Kontakt zwischen einander völlig fremden Kulturen schuf die Grundlage für die Austauschprozesse zwischen den Kontinenten, die auch als *Columbian Exchange* bezeichnet werden. Die spanischen Konquistadoren brachten ihre Nutzpflanzen mit in die Neue Welt, unter anderem europäische Getreidesorten, Reis und Zuckerrohr. Nach Europa nahmen sie Heilpflanzen wie die Chinabaumrinde, aber auch Kartoffeln, Mais, Tomaten, Avocados und Ananas mit zurück. Pferd, Schaf und Rind veränderten die amerikanische Fauna nachhaltig; Truthahn und Meerschweinchen kamen hingegen nach Europa. Diese Transferprozesse wirkten sich auf das Leben vieler Menschen merklich aus. Auch unsichtbare Transfers fanden statt. Krankheiten wie Pocken, Grippe, Diphtherie und Masern brachten die Eroberer ebenfalls mit. Vollkommen unvorbereitet auf diese Infektionen konnte die indigene Bevölkerung keine Immunität gegen

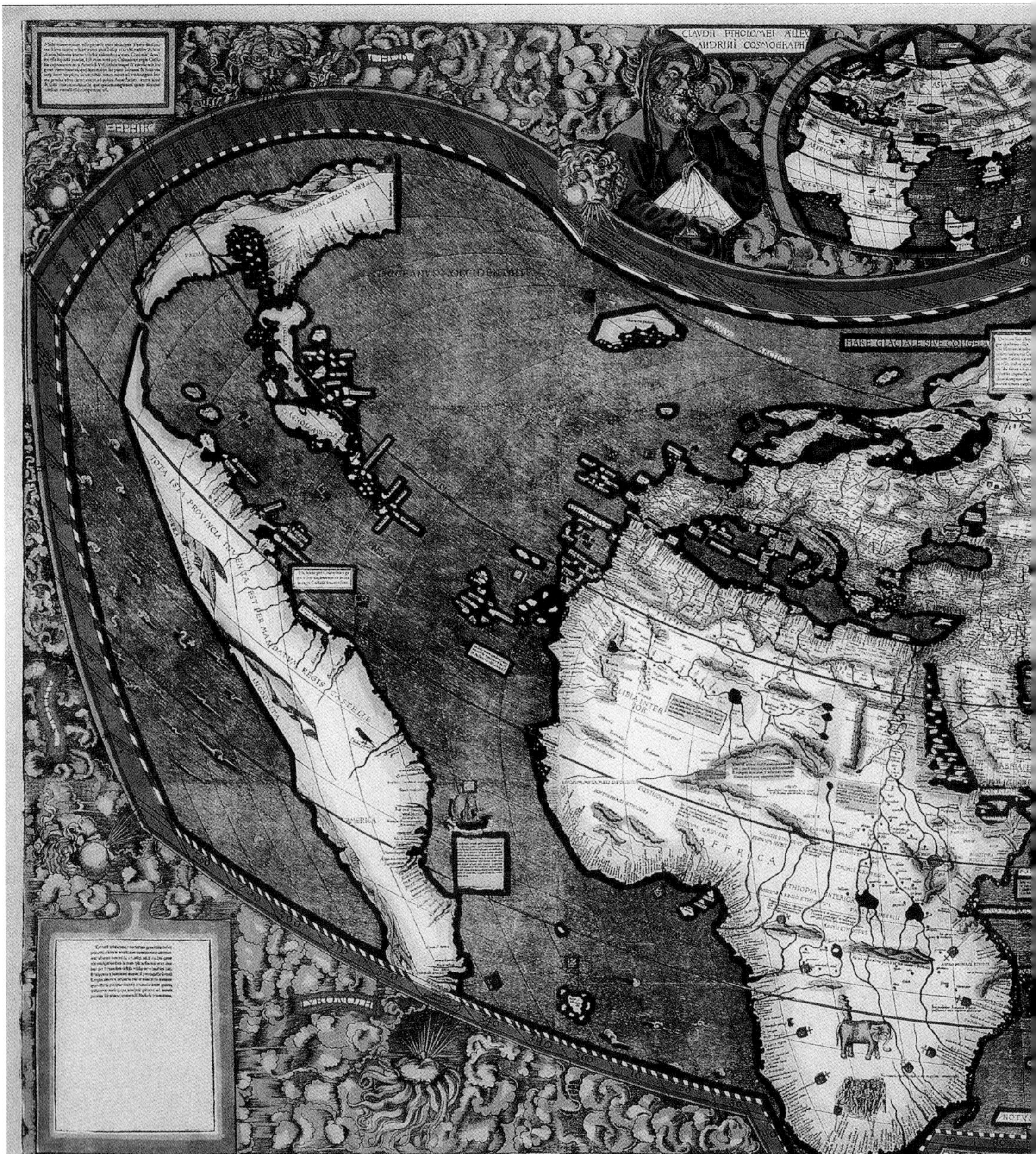

Die große Karte von Martin Waldseemüller gilt als Taufschein Amerikas. Im Akt der Namengebung des vermeintlich namenlosen und leeren Kontinents lag ein Machtanspruch, den die Europäer in Amerika rücksichtslos durchsetzten.

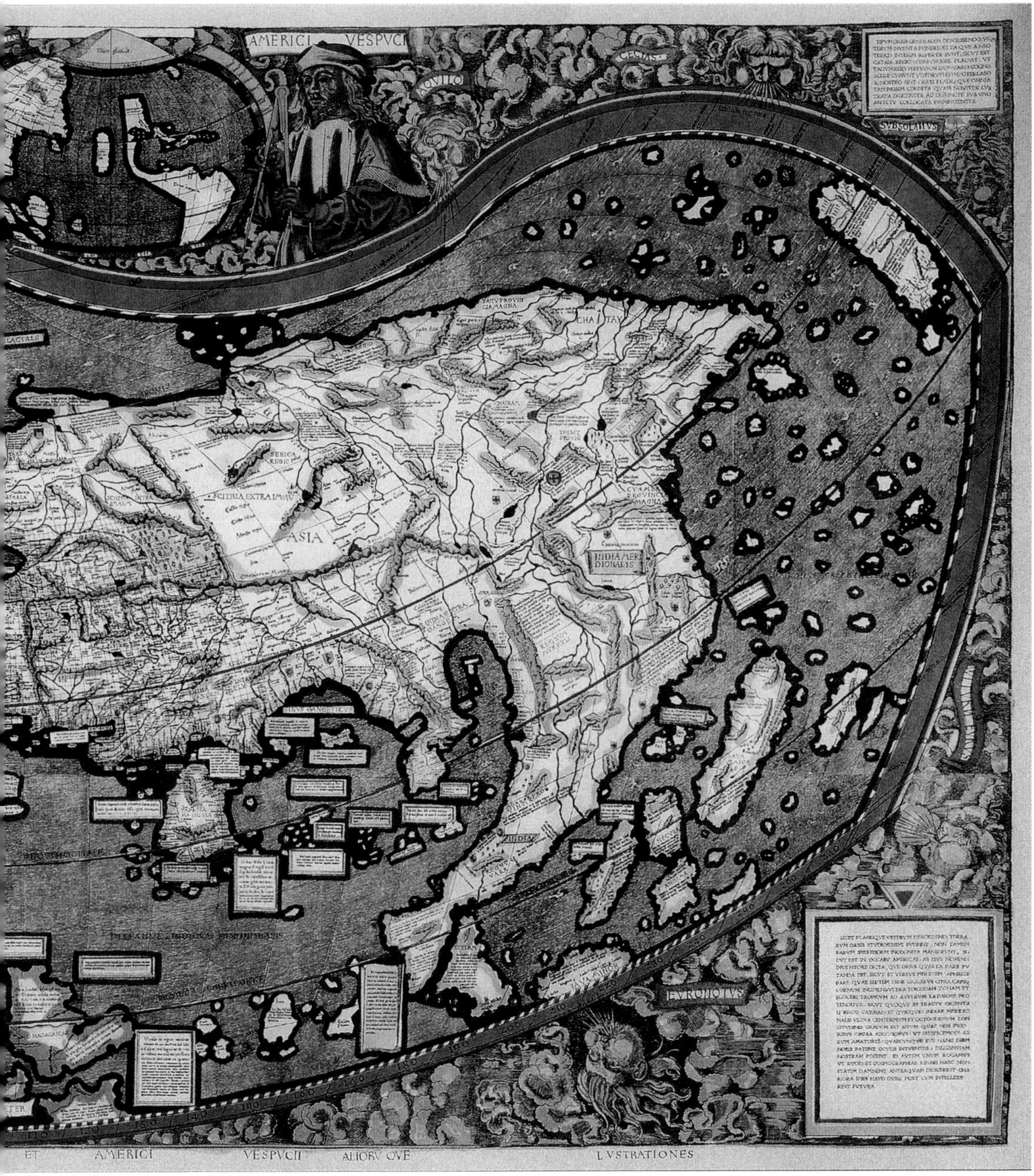
AMERICI VESPVCI
ASIA
SCITHIA EXTRA IMAVM
CHATAY
INDIA MERIDIONALIS
EVRONOTVS
ET AMERICI VESPVCII ALIORV QVE LVSTRATIONES

sie entwickeln. Pandemien ungekannten Ausmaßes waren die Folge. Man kann in diesem Zusammenhang zu Recht von der demografischen Katastrophe der Neuzeit schlechthin sprechen.

Als Kolumbus zurückkehrte, musste er wegen eines Sturms einen Kurzaufenthalt in Lissabon einlegen. König João II. ging davon aus, dass die neu entdeckten Gebieten in seinem Einflussbereich lagen. Die Spanier hatten nun allen Grund, sich um eine diplomatische Absicherung ihrer Entdeckungen zu bemühen. 1493 gelang es ihnen, diese von Papst Alexander VI., ebenfalls Spanier, zu bekommen. Mit der Bulle „Inter Cetera" beauftragte der Papst die spanische Krone mit der Mission in den neuen Besitzungen. Die Bulle legte ferner eine fiktive Linie einhundert Meilen westlich der Azoren und Kapverden fest, jenseits derer andere europäische Mächte ausdrücklich keine Ansprüche haben sollten. Gemäß der Rechtsauffassung der damaligen Zeit war diese päpstliche Legitimierung durchaus üblich. Die Eroberung der neuen Gebiete und die Missionierung der Einwohner sollten sich ergänzen – erstere wurde durch letztere legitimiert. Daher begleiteten Geistliche die Konquistadoren auf ihren Beutezügen. Doch nicht nur die religiöse, auch die machtpolitische Seite der Expansion war wichtig. 1494, ein Jahr nach der päpstlichen Bulle, einigten sich Portugal und Spanien im Vertrag von Tordesillas auf eine Aufteilung der Herrschaftssphären: Die fiktive Trennungslinie schlug den Spaniern einen ganzen Kontinent und den Portugiesen Ostbrasilien zu, ohne dass die Beteiligten das zu diesem Zeitpunkt bereits ahnten.

Da es im karibischen Raum an großen Reichen fehlte, mit denen man hätte Handel treiben können, war der Aufbau von Handelsstationen nach portugiesischem Vorbild unmöglich, und die wirtschaftliche Ausbeutung gestaltete sich komplizierter, als Kolumbus erwartet hatte. Die erste von ihm angelegte Siedlung La Navidad war schon untergegangen, als er nach Amerika zurückkehrte. Kolumbus' Kolonisierungsversuche blieben wenig erfolgreich, und die Krone reagierte, indem sie sein Monopol aufhob. Zwar unternahm der Genuese bis 1504 noch drei weitere Fahrten und entdeckte dabei Zentralamerika und die Orinoco-Mündung, doch gesellten sich ab 1499 zahlreiche „kleine Entdecker" dazu. Sie erkundeten von Santo Domingo und später von Kuba aus das „westliche Indien", die Ostküste Südamerikas sowie Zentralamerika. Bis in den Golf von Mexiko und nach Florida führten ihre Beutezüge auf der Suche nach dem mythischen Jungbrunnen. 1513 überquerte Vasco Núñez de Balboa den Golf von Panama und entdeckte den Pazifik. Die Suche nach der Passage zwischen den Ozeanen blieb jedoch erfolglos, bis der in spanischen Diensten stehende portugiesische Seefahrer Fernão de Magalhães sie bei seiner ersten Weltumsegelung 1520 tief im Süden fand.

Die spanischen Unternehmungen standen in direktem Bezug zu denen der Portugiesen, die dank der ersten erfolgreichen Indienfahrt Vasco da Gamas 1499 einen großen Vorsprung hatten. Ein Jahr später traf dann der zu weit nach Westen abgetriebene Cabral eher zufällig auf die Ostküste Brasiliens. Wie die Spanier nahm er das Land für seine Krone in Besitz. Da es dort große Wälder mit dem begehrten farbstoffreichen Brasilholz (Caesalpinia echinata) gab, verbreitete sich die Bezeichnung Brasilien für dieses Neuland.

Auch die Portugiesen nutzten italienisches Fachwissen. Auf einer der späteren Fahrten fuhr der Florentiner Amerigo Vespucci mit. Sein 1503 erschienener berühmter Reisebericht „Mundus Novus" („Neue Welt"), in dem er den Kontinentalcharakter der Entdeckungen erkannte, entwickelte sich zu einem Bestseller. Der Ruhm, den er sich damit verdiente, führte dazu, dass der neue Kontinent 1507 den Namen „Amerika" erhielt. Brasilien spielte jedoch lange Zeit nur eine untergeordnete Rolle im rasch wachsenden portugiesischen Kolonialreich in Ostindien und in Afrika.

Die Spanier setzten ihre Eroberungen fort. An Konquistadoren, die sich zumeist aus dem niederen Adel der *hidalgos* rekrutierten, gab es keinen Mangel. 1519 traf einer von ihnen, der aus Kuba kommende Hernán Cortés, auf das Aztekenreich, das mit seiner imposanten Hauptstadt Tenochtitlan – damals eine Stadt von rund 225.000 Einwohnern und damit eine der größten der Welt – eine neuartige Herausforderung darstellte. Innerhalb von nur zwei Jahren gelang ihm die Zerstörung dieses mächtigen Reiches, wobei er sich auf indigene Verbündete und die verheerende Wirkung der eingeschleppten Krankheiten stützen konnte.

Pedro de Alvarado, einer von Cortés' Offizieren, unterwarf ab 1523 Gebiete in Zentralamerika. Im Norden, dem heutigen Südwesten der Vereinigten Staaten, suchten andere Konquistadoren nach den sagenumwobenen „Sieben Städten" von Cíbola. Die Gier nach Gold und die alten Mythen der Antike, die sich mit indigenen vermischten, motivierten diese Abenteurer.

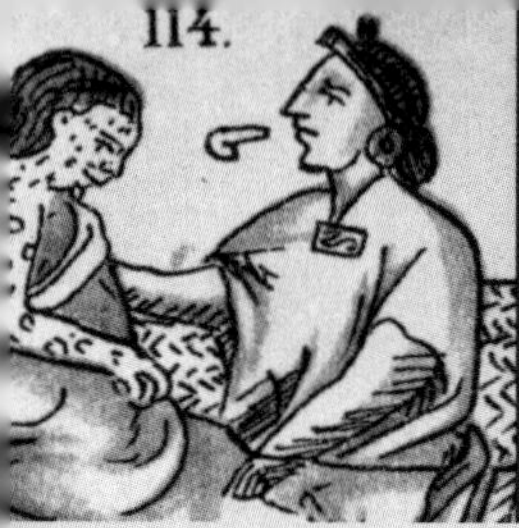

Demografische Katastrophe

Das Ausmaß, die Geschwindigkeit und die Dauer des indigenen Bevölkerungsrückgangs in der Neuen Welt nach 1492 stellten die katastrophalen Epidemien andernorts weit in den Schatten. Historiker sprachen daher schon frühzeitig von einer demografischen Katastrophe.

Das große Sterben zählt zu den dunkelsten Kapiteln in der Geschichte der Entdeckung und Eroberung Amerikas durch die Europäer. Allein in Hispanoamerika ging die indigene Bevölkerung zwischen 1492 und 1650 insgesamt um etwa 90 Prozent zurück. Die Zahlen basieren auf Schätzungen, die insbesondere für den Stand von 1492 sehr ungenau sind. Sie zeigt jedoch, dass sich die demografische Katastrophe noch bis zur Mitte des 17. Jahrhunderts fortsetzte und insbesondere die Kernzonen der Siedlungsgebiete wie Mexiko und Peru betraf.

Schon im 16. Jahrhundert war die Dimension dieser Katastrophe erschreckend. In Mexiko und Zentralamerika betrug der Bevölkerungsrückgang zwischen 1519 und 1568 wahrscheinlich mehr als 90 Prozent, in den meisten anderen Regionen zwischen 80 und 98 Prozent. Auf Karibikinseln wie Hispaniola kann man sogar vom Ende der Urbevölkerung sprechen.

Im Gegensatz zu den portugiesischen Gebieten und zu Nordamerika lässt sich die demografische Entwicklung im spanischen Amerika ab 1570 genauer beschreiben, da hier nun eine Bestandsaufnahme durch die Krone erfolgte und im Vergleich zur vorherigen Epoche genauere Zahlen über die Bevölkerung vorliegen. Die Tabelle zeigt, dass die demografische Katastrophe bis etwa zur Mitte des 17. Jahrhunderts andauerte. Insbesondere die dicht besiedelten Kernregionen Neu-Spanien – das heutige Mexiko mit Zentralamerika – und Peru weisen überdurchschnittlich starke Rückgänge auf. In den dünn besiedelten Grenzgebieten – zum Beispiel im heutigen Chile, Argentinien und Paraguay – war der Rückgang weit weniger stark.

Die Gründe für den Bevölkerungsrückgang waren vielfältig. Schon zu Zeiten des Kolumbus kristallisierten sich die wichtigsten Faktoren heraus: An erster Stelle standen die eingeschleppten Krankheiten. Nicht nur die tödlichen Pocken, Pest und Typhus, sondern auch in Europa eher harmlose Krankheiten wie Grippe oder Masern breiteten sich zum Teil pandemisch aus, forderten zahllose Todesopfer und führten langfristig zu sinkenden Geburtenzahlen unter den Indigenen, die ihnen aufgrund der fehlenden Immunität keinerlei

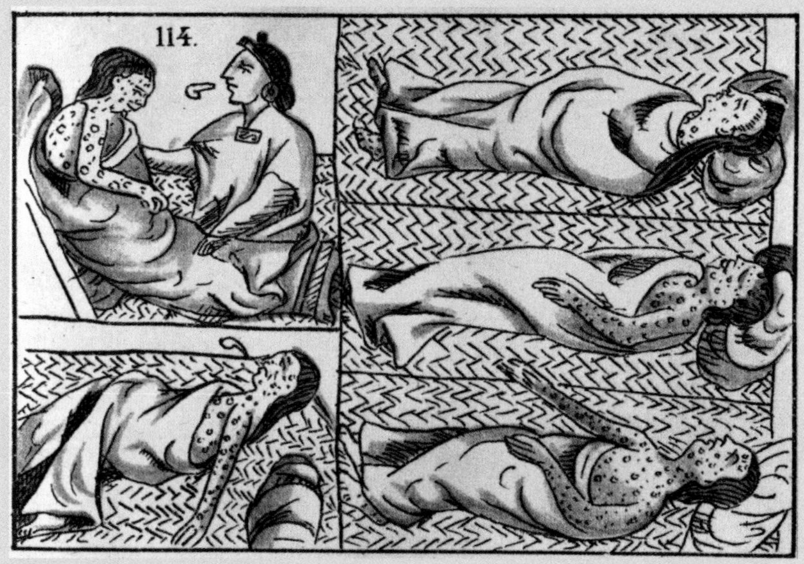

Der Franziskaner Bernardino de Sahagún sammelte nach der Eroberung Erinnerungen an die traumatischen Epidemien – hier die Pocken – und ließ diese durch indigene Schreiber und Zeichner im sogenannten Codex Florentinus festhalten.

Widerstand entgegensetzen konnten. Teils im Gefolge der Eroberer, teils schon vorauseilend wurden die Epidemien zu einem wichtigen Faktor bei der Conquista der indigenen Reiche.

Neben den Seuchen trugen vor allem die Eroberungskriege zum Bevölkerungsrückgang bei. Die unterschiedlichen Formen von Versklavung und Zwangsarbeit, die Spanier und Portugiesen im Anschluss an die Eroberung durchsetzten, forderten weitere Todesopfer. Seuchen, Hunger, Ausbeutung und Aussichtslosigkeit führten zu einer Demoralisierung der autochthonen Bevölkerung, die sich in einer sinkenden Fertilitätsrate niederschlug.

Anders als im portugiesischen Amerika erfuhr die demografische Entwicklung der indigenen Bevölkerung seit etwa der Mitte des 17. Jahrhunderts zumindest in Hispanoamerika eine Trendwende. Dabei kam es in vielen Regionen zunächst zu einer Verlangsamung des Bevölkerungsrückgangs, dann zu einer Stagnation, an die sich früher oder später eine Phase des Wachstums anschloss. Diese Entwicklung resultierte aus einer Vielzahl von Gründen, wobei die Ausbildung von Resistenzen gegen die aus Europa mitgebrachten Krankheiten das entscheidende Element war. ■

Von Panama aus kamen die spanischen Eroberungen auch in Südamerika relativ schnell voran. Nachrichten über ein großes Reich im Süden lockten in den 1520er-Jahren die Konquistadoren Francisco Pizarro und Pedro de Almagro an. Nach zunächst erfolglosen Versuchen waren sie 1531/32 endlich erfolgreich. Dabei half ihnen der Umstand, dass im Inkareich nach dem Tod des Herrschers Huayna Capac um 1527 ein langwieriger Erbfolgekrieg ausgebrochen war. Der Bruderkampf zwischen Huascar und Atahualpa spaltete das Reich; Atahualpa gewann ihn schließlich. Gerade als er sich durchgesetzt hatte, nahm Pizarro ihn 1532 mittels einer Kriegslist gefangen.

Im Folgejahr wurde Atahualpa hingerichtet, und Pizarro setzte einen Inka auf den Thron, der von ihm abhängig war. Bei der Wahl ihrer Mittel waren die Konquistadoren nicht wählerisch: Mord, Erpressung und vor allem das Ausnutzen der Rivalitäten unter den Indigenen schufen die Voraussetzungen für die Vernichtung der Inka-Dynastie.

Der in Peru zu kurz gekommene Almagro erhielt nun die Ermächtigung der Krone, weiter in den Süden zu ziehen, um ein eigenes Herrschaftsgebiet zu erobern. Als er 1535 durch das heutige Bolivien auf die

Dieser 1524 kurz nach der Eroberung mit den Briefen von Hernan Cortés in deutscher Übersetzung in Nürnberg gedruckte Stadtplan Tenochtitláns (rechts) sowie die Skizze der Karibik (links) beruhen auf Angaben des Eroberers.

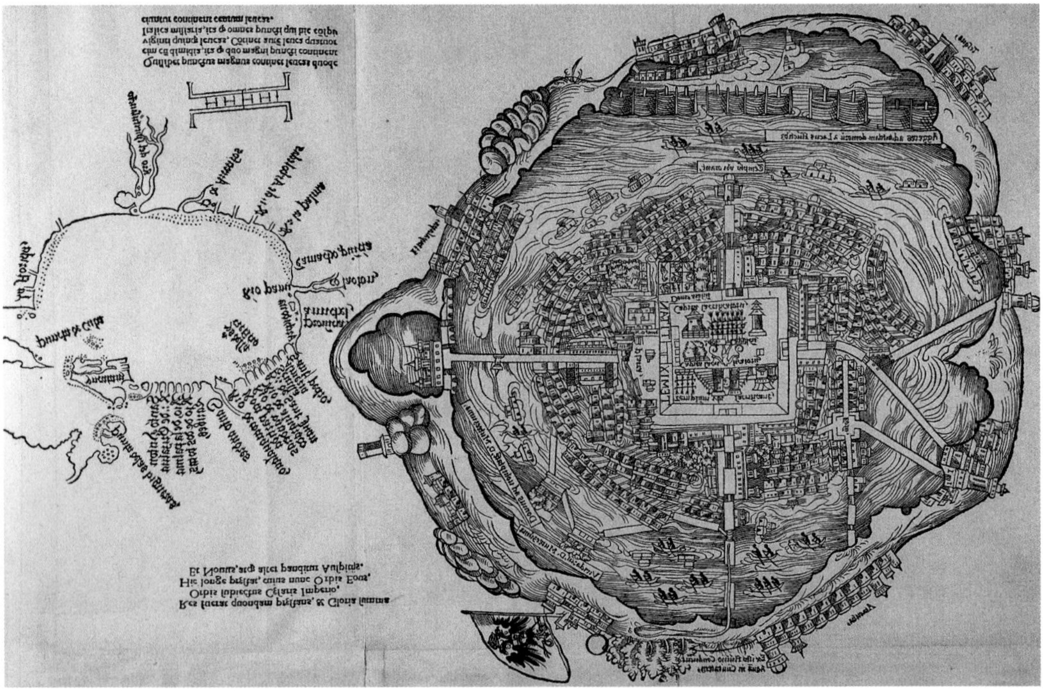

Atacama-Wüste stieß, machte er kehrt. Die Stellung der Spanier im Zentrum des Inkareichs war währenddessen jedoch keineswegs gesichert. Das zeigte wenig später ein gefährlicher Aufstandsversuch von Manco Inca. Allerdings fehlte die Geschlossenheit unter den Indigenen, denn für viele waren die Inka ebensolche Fremdherrscher gewesen wie nun die Spanier. Nachdem Manco Inkas Rebellion gescheitert war, zog er sich nach Vilcabamba zurück und bildete dort eine eigenständige Enklave. Erst mit der Hinrichtung Túpac Amarus 1572 ging diese unter.

Doch die Spanier bekriegten sich auch untereinander. In den Bürgerkriegen um die Beute zwischen Almagro und Pizarro kamen beide Konquistadoren um. Das Gebiet des heutigen Ecuadors unterwarf 1533 einer der Offiziere Pizarros, Sebastian de Benalcázar. Noch im selben Jahrzehnt besiegten die Konquistadoren das Chibcha-Reich und andere Herrschaften im nordandinen Raum. Das Handelshaus der Welser war im benachbarten Venezuela einige Jahrzehnte führend daran beteiligt.

Die Suche nach dem Schatz des El Dorado ging derweil weiter. Francisco de Orellana, der 1541/42 erstmals Südamerika auf dem Amazonas durchquerte, war einer der Abenteurer, die diesem Mythos nachjagten. Tief im Süden eroberten andere Konquistadoren den Río de la Plata-Raum. Die Gründung der Stadt Stadt Buenos Aires 1536 bildete den Abschluss von Pedro de Mendozas Expedition. Ein Jahr danach entstand bereits die Provinz Paraguay im Hinterland. Wenig später kamen die Eroberer auch in das heutige Bolivien und in den Nordwesten Argentiniens. 1549 stellten sie eine Verbindung zu Peru her. Den Abschluss fand diese Phase der Eroberungen 1552 in Chile. Das von Pedro de Valdivia seit 1540 geleitete Unternehmen stieß hier, wie schon das Inka-Reich zuvor, an eine Grenze. Der Widerstand der indigenen Völker, die die Spanier als Araukaner bezeichneten, konnte nicht gebrochen werden.

Die Zentren der spanischen Siedlungskolonisation waren damit um die Mitte des 16. Jahrhunderts im Wesentlichen unterworfen. Es handelte sich um die Ausgangsbasis in der Karibik, um Mittelamerika mit dem ehemaligen Aztekenreich, um die Westküste und den Norden Südamerikas sowie um den zunächst noch unbedeutenden Ableger am Río de la Plata. Riesige Gebiete im Hinterland blieben unerforscht. Im Gegensatz zu den zentralisierten Großreichen der Inka und Azteken, die sich fast im Handstreich hatten erobern lassen, wenn erst einmal die Herrscher wie Montezuma oder Atahualpa in der Gewalt der Spanier waren, fiel der Kampf gegen die nomadisierenden Völker der Grenzregionen mit ihren Guerillataktiken deutlich schwerer.

Warum konnte eine vergleichsweise kleine Zahl von Spaniern mächtige Reiche in kurzer Zeit zum Einsturz bringen und sich einen riesigen Kontinent, wenn auch nicht umfassend, so doch zumindest punktuell unterwerfen? Über diese Frage hat die Forschung viel und kontrovers diskutiert. Viele Faktoren spielten dabei eine Rolle und kamen zusammen. Die Feuerwaffen, die Hunde und Pferde der Spanier flößten dem Gegner zweifelslos Furcht ein, doch verflüchtigte sich der Überraschungseffekt schon bald. Religiöse Vorstellungen, die zu einer Verwechslung der Spanier mit Göttern geführt haben könnten, waren, wenn es sie überhaupt gegeben hat, nur vorübergehend haltbar. Ein zentrales Element war vielmehr die Kooperation mit indigenen Verbündeten, die die Europäer als neuen Partner in zumeist schon sehr alten kriegerischen Auseinandersetzungen dankbar akzeptierten. Mindestens ebenso wichtig waren die schweren Epidemien, die die eingeschleppten Viren aus Europa ausgelösten. Sie schwächten die Widerstandskraft der Überlebenden und rafften Millionen dahin.

Politischer Status und Verwaltung der Kolonialreiche

Die Eroberung des Doppelkontinents blieb unvollständig. Dennoch begannen die Europäer damit, ein Herrschaftssystem einzurichten, das den Strukturen entsprach, die sie aus ihren Heimatländern kannten. Allerdings mussten sie dabei von Anfang an Kompromisse machen und indigene Elemente integrieren, sonst hätten sie ihre Herrschaft nicht dauerhaft bewahren können. Grundsätzlich und schon früh im 16. Jahrhundert kam die Frage auf, inwieweit die Eroberung überhaupt rechtmäßig war – man war ja gerade auf dem Kontinent keineswegs auf herrenlose Gebiete, sondern auf große Reiche getroffen. Über diese Frage debattierten in Spanien die Gelehrten. Durch den Missionsauftrag hatte man sich ein gewisses Maß an Legitimierung gesichert, die Christianisierung von Heiden machte die Eroberungszüge in den Augen vieler zu „gerechten Kriegen". Man musste den Heiden jedoch zunächst die Möglichkeit geben, den christlichen Glauben freiwillig anzunehmen und die neue Herrschaft anzuerkennen. Der königliche Jurist Juan López de Palacios Rubios setzte daher ein offizielles Schriftstück auf, den sogenannten *requerimiento*. Dieses Dokument, das vor jeder Kriegshandlung laut verlesen werden musste, bot im Falle der Annahme des Christentums den Frieden an, drohte aber im Ablehnungsfall auch mit Krieg. Natürlich konnten die Indigenen – wie etwa Atahualpa in Cajamarca 1532 – nicht verstehen, worum es ging. Letztlich diente das zweifelhafte Vorgehen nur dazu, den Schein gesetzmäßigen Handelns zu wahren und damit Gewissensbisse der Konquistadoren zu beseitigen.

Nach dem Rechtsverständnis Kastiliens und Portugals waren die neu eroberten Gebiete grundsätzlich Patrimonialeigentum der Krone. In der Staatstheorie waren die *reinos de las Indias* gleichberechtigte Teilreiche wie die ererbten und eroberten Besitzungen auf der Iberischen Halbinsel. Der Theorie nach handelte es sich also gar nicht um Kolonien. In der Praxis war die Herrschaft jedoch auf eine einseitige Ausbeutung von Mensch und Natur ausgerichtet, in der eine kleine, aus Europa stammende Oberschicht für den eigenen Nutzen und den der iberischen Kronen agierte, sodass man zweifellos von einer Kolonialherrschaft sprechen muss.

Überhaupt machte sich die spanische Krone sehr schnell daran, ihren Machtanspruch in den *Indias* durchzusetzen. Das Monopol des Kolumbus unterlief sie im Grunde schon 1495 mit dem Übergang zur Siedlungskolonisation. Der Streit zwischen den königlichen Beamten und den Konquistadoren setzte sich später fort. Letztere hatten immerhin hohe Risiken auf sich genommen und erwarteten nun Reichtum und Herrschaft für sich und ihre Erben als Belohnung. Doch ihr skrupelloses Vorgehen gegen die Indigenen führte schon früh zu Klagen, die die Krone veranlasste, eigene Untersuchungskommissionen zu entsenden. Letztlich waren die Spannungen zwischen den Kronbeamten, deren Aufgabe es war, Ordnung zu schaffen und die Machtansprüche der Eroberer und ihrer Nachkommen zu beschneiden, und den lokalen Machthabern vorprogrammiert. Höhepunkt dieser Auseinandersetzungen waren die Aufstände von Pizarros Bruder Gonzalo (1543) und Cortés' Sohn Martín (1566). Die königlichen Gouverneure bekamen diese Rebellionen jedoch schnell in den Griff.

Zentrale Behörden nach dem Vorbild des Mutterlandes sollten schon bald die Entsendung von königlichen Beamten ersetzen. Ihre Aufgabe war es, die Macht der lokalen Interessenvertreter zu beschneiden und vor allem für die Eintreibung von Steuern und Abgaben zu sorgen. Dazu zählten auch die Tribute, die die Indigenen – wie schon in der vorspanischen Zeit – zu leisten hatten. Mit der *Casa de la Contratación* entstand

Als erste Siedlungskolonien im neuzeitlichen Sinne können die Gebiete der iberischen Expansion gelten. Ursprünglich war die Expansion nach Amerika zwar auf den westlichen Seeweg nach Indien ausgerichtet, dessen Ziel die Errichtung von Handelsstützpunkten in Indien war. Entscheidend war aber, dass sich den Eroberern in Amerika nicht die erhofften Handelsmöglichkeiten boten, dafür jedoch die Aussicht auf Gewinn durch die Ausbeutung von Bodenschätzen und der indigenen Bevölkerung. Legitimiert wurde dies mit dem Ziel der Christianisierung, aber auch mit wirtschaftlichen Vorteilen. Der Übergang zu Siedlungskolonien in den *Indias* bedingte den Aufbau neuartiger Verwaltungsstrukturen. Sie bildeten die Grundlage für das erste neuzeitliche Kolonialreich, das sich durch die Besiedlung großer Räume durch Europäer außerhalb Europas auszeichnete.

bereits 1503 eine oberste Handelsbehörde in Spanien. Mehr als zwanzig Jahre dauerte es, ehe mit dem Indienrat 1524 auch auf administrativer Ebene eine Zentralinstanz geschaffen wurde. Wie auf der Iberischen Halbinsel war es das Ziel der Krone, auch in Amerika eine möglichst straffe Zentralisierung durchzusetzen. Die Krone musste über alle Angelegenheiten informiert werden, fällte die Entscheidungen und konnte Dekrete zurücknehmen. Was in der Theorie nach einer fast schon absoluten Machtausübung klang, ließ sich in der Praxis nicht zuletzt aufgrund der enormen Entfernungen nicht immer durchsetzen.

Als direkte Vertreter standen die Vizekönige seit 1535 in Mexiko und seit 1543 in Lima an der Spitze der Verwaltungshierarchie. Das Amt an sich diente vor allem repräsentativen Zwecken. Allerdings übten diese Beamten auch Macht aus, indem sie parallel dazu weitere Ämter in ihrer Hauptstadt und in deren Umland bekleideten.

Große faktische Bedeutung kam außerdem den ab 1511 zuerst in Santo Domingo gegründeten Appellationsgerichtshöfen, den *audiencias*, zu. Diese kollegialen Verwaltungsbehörden kontrollierten Verwaltung und Politik. Sie bildeten ferner wichtige Pole für die Entwicklung von Wirtschafts- und Verwaltungsräumen in Amerika. Die *audiencias* halfen der Krone dabei, die Zentralisierungsversuche und die Kontrolle der lokalen Potentaten wenigstens teilweise umzusetzen. Gouverneure oder Generalkapitäne, die in militärisch besonders gefährdeten Regionen zum Einsatz kamen, bildeten eine mittlere Verwaltungsebene. Auf der lokalen Ebene war der *corregidor* der wichtigste Amtsträger.

Von Beginn an spielte die Kirche eine wichtige Rolle als Stütze des Herrschaftssystems in Amerika. Durch das Patronatsrecht, das der spanischen Krone 1508 übertragen wurde, war der staatliche Zugriff auf die Geistlichkeit besonders ausgeprägt. Bistümer wurden in Amerika ab 1511 in den Siedlungszentren besetzt. Überhaupt kam den Städten in der

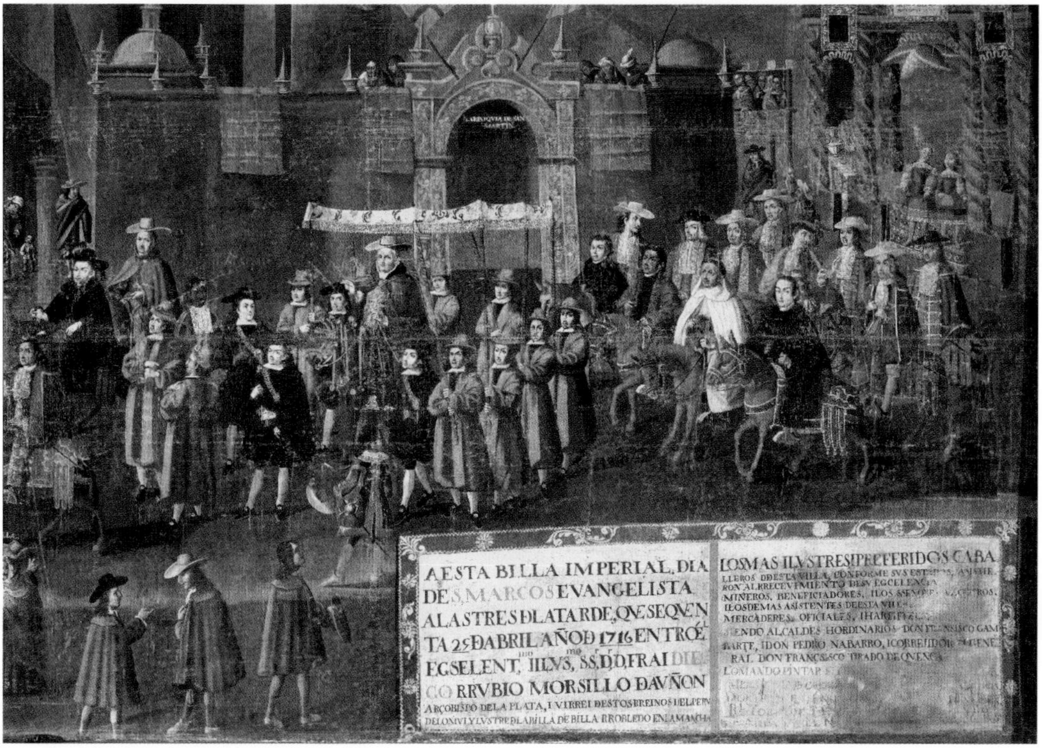
A ESTA BILLA IMPERIAL, DIA
DE S. MARCOS EVANGELISTA
A LAS TRES DLA TARDE, QVE SEQVEN
TA 25 DABRIL AÑO D 1716 ENTRÓ
EGSELENT, ILVS, SS. D. D. FRAI
RRVBIO MORSILLO DAVÑON
ARÇOBISPO DE LA PLATA, I VIRREI DESTOS REINOS DEL PERV

Das Gemälde „Einzug des Vizekönigs Erzbischof Morcillo in Potosí" (ca. 1716, Museo de América, Madrid) stammt von Melchor Pérez de Holguín, einem bekannten Maler aus Potosí.

spanischen Siedlungskolonisation große Bedeutung zu: Sie waren Sitz der *audiencia* und des Bischofs und darüber hinaus wirtschaftliche und kulturelle Zentren für einen meist großen ländlichen Einzugsbereich. Um 1580 hatte man bereits 280 Städte gegründet, die teilweise bis heute Hauptstadtstatus haben.

Im Vergleich zum spanischen Amerika blieben die Portugiesen zunächst eher passiv. Über die Gründung von Faktoreien zum Handel mit Brasilholz hinaus passierte in den ersten drei Jahrzehnten seit der Entdeckung durch Cabral wenig. Erst als der lukrative Holzhandel französische Rivalen anlockte, verstärkte die Krone ihr Engagement, und es kam ab 1532 zu planmäßigen Kolonisationsversuchen. Adlige Privatpersonen, sogenannte *donatários*, erhielten das vom Amazonas im Norden südwarts in 15 Gebietsstreifen (*capitanias*) eingeteilte Gebiet als Lehen mit weitreichenden Privilegien übertragen, obwohl die portugiesischen Gesetze grundsätzlich auch in Brasilien zur Geltung kommen sollten. Die erhoffte Konsolidierung stellte sich jedoch nicht ein, weswegen die

Krone ab 1549 zur Selbstverwaltung überging. Mit Saõ Salvador de Bahia errichtete man eine Hauptstadt, in der ein Generalgouverneur zumeist aus dem Hochadel regierte. In den anderen Regionen setzte die Krone militärisch erfahrene Gouverneure ein, mit denen sie in direkter Verbindung blieb.

Bevölkerungsstrukturen und soziale Schichtung

Die gefährliche Arbeit im Bergbau – hier von de Bry darstellt – war eine der vielen Formen von Zwangsarbeit, die die Indigenen für die europäischen Herren leisten mussten.

Die Herrschaftsapparate zielten darauf ab, die ethnisch heterogene Bevölkerung zu kontrollieren. Indigene und bald auch aus Afrika importierte Sklaven standen ganz unten in der Bevölkerungspyramide. Ein Unterschied bestand jedoch zwischen diesen beiden Gruppen: Die Indigenen waren zumindest theoretisch freie Untertanen, die es zu schützen galt. Praktisch erlebten sie aber vielfältige Formen der Ausbeutung

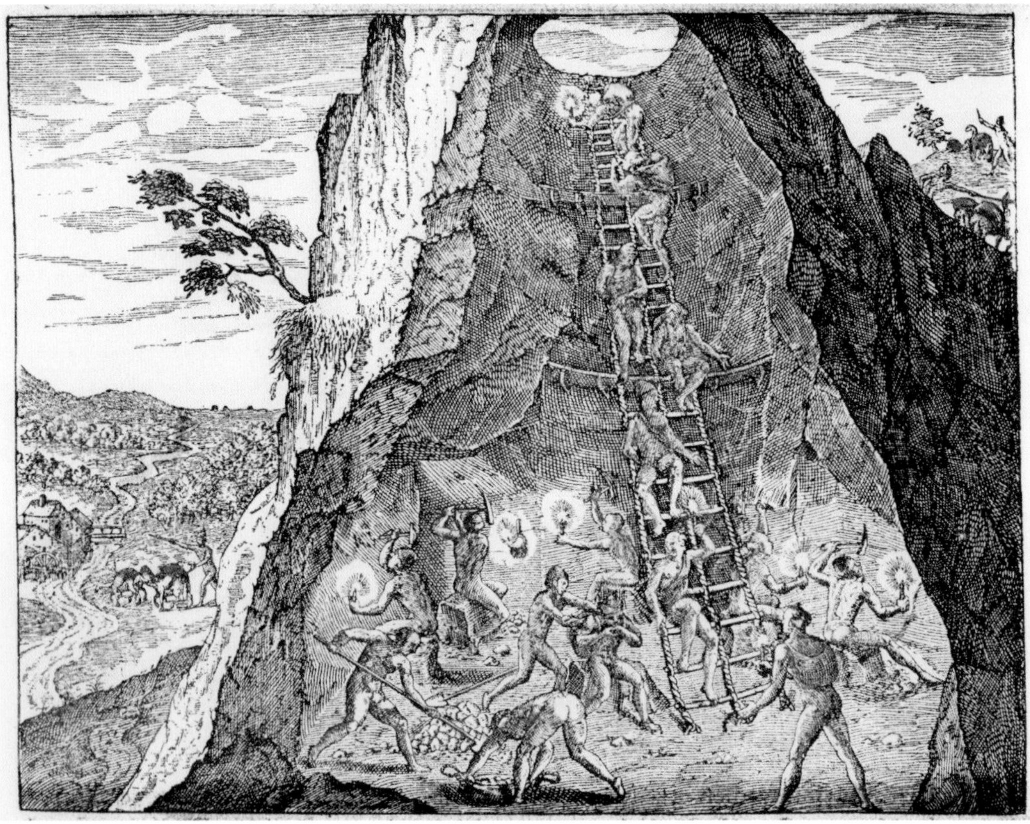

nicht nur durch die Tribute, sondern auch durch Zwangsarbeit, die sie beispielsweise im Silberbergbau (*mita*) leisten mussten. Dabei übernahmen die spanischen Herren gern Regelungen aus der Inka-Zeit.

Die grundlegende Einstellung gegenüber den Indigenen änderte sich während der Kolonialzeit kaum. Zwar hatte ein päpstliches Machtwort sie 1537 endgültig zu Menschen erklärt, doch galten sie als unmündige Untergebene, die zu zivilisieren und zu christianisieren waren, was jedoch kaum zufriedenstellend gelang.

Das erste Instrument der Zivilisierung war das sogenannte *repartimiento* (Zuteilung) oder die *encomienda* (Anvertrauung). Die Konquistadoren erhielten eine bestimmte Anzahl Indigener zugeteilt, die zu arbeiten hatten. Dafür war der *encomendero* verpflichtet, sie zu schützen und im christlichen Glauben unterweisen zu lassen. Angesichts des Gewinnstrebens der Konquistadoren und Kolonisten kam dies praktisch kaum zum Tragen, denn sie behandelten die ihnen „anvertraute" indigene Bevölkerung in der Regel wie Sklaven. Den drastischen Bevölkerungsrückgang nahmen die *encomenderos* billigend in Kauf. Die *encomienda* war aber auch ein Instrument zur militärischen Absicherung der Herrschaft, denn die Inhaber mussten Verteidigungsleistungen erbringen. Sie sollte die Einwanderer, die zunächst nur auf schnellen Gewinn aus waren, um dann unverzüglich heimzukehren, an Amerika binden. Aus Eroberern sollten Siedler werden, die ein Interesse daran hatten, die neuen Gebiete langfristig zu kolonisieren und zu verteidigen. Die Idee des Schutzes und der Christianisierung der Indigenen trat demgegenüber immer mehr in den Hintergrund.

Die Ausbeutung der Indigenen blieb nicht ohne Widerspruch. Geistliche insbesondere aus den Bettelorden kritisierten den Umgang mit den Schutzbefohlenen. Die zweifellos wichtigste Stimme war Bartolomé de las Casas, der die *encomienda* am spanischen Hof ungeschönt als das darstellte, was sie wirklich war. Las Casas, der zum Protektor der Indigenen und später zum Bischof aufstieg, konnte sich zumindest insoweit durchsetzen, als dass die Krone mit den neuen Gesetzen (*leyes nuevas*) von 1542 den Schutz der Indigenen verbessern wollte, indem ihre Lebensräume von denen der Europäer klar getrennt wurden. Die indigene Bevölkerung blieb unter der Kontrolle der königlichen *corregidores* und *protectores de indios* und war auch weiterhin tribut- und arbeitspflichtig sowie rechtsunmündig. Jedoch konnte ihre vollständige Eliminierung durch diese Abschottung verhindert werden. Indigene Traditionen und

Sprachen, das kollektive Wirtschaften auf Gemeindeland der Dörfer, der *pueblos de indios*, sowie die clanartige Organisation – *calpulli* in Mexiko und *ayllu* im Andenraum – konnten so überleben. Die Ausgrenzung der Indigenen war dabei ein problematischer Nebeneffekt.

Die förmliche Versklavung der Indigenen hatte die spanische Krone bereits 1500 verboten. Im portugiesischen Herrschaftsgebiet gab es ein solches Verbot ebenso wenig wie eine Schutzpolitik. Anfangs hatten die Seefahrer die Tupis für das Schlagen von Brasilholz verwendet und sie auch als wichtige Verbündete im Kampf gegen die Franzosen zu schätzen gewusst. Als aber um die Jahrhundertmitte die Siedlungskolonisation einsetzte, versklavte man die Indigenen zunehmend und verschleppte sie auch nach Europa. Die Gründe waren dieselben wie im spanischen Herrschaftsbereich. In Brasilien benötigte man die indigene Arbeitskraft vor allem in der entstehenden Plantagenwirtschaft. Doch das Menschenreservoir in den Küstenregionen war schnell aufgebraucht, und es kam zu regelrechten Sklavenjagden im Landesinneren.

Insgesamt führten Versklavung, Krankheiten und Verzweiflung zu einem dramatischen indigenen Bevölkerungsrückgang nicht nur in Brasilien. Doch es gab auch Bevölkerungszuwächse: Zum einen kamen in zunehmenden Maße Sklaven aus Afrika nach Amerika. Sie boten bereits seit dem frühen 16. Jahrhundert einen Ersatz für die Indigenen, was bereits Las Casas erkannt hatte. Zum anderen nahm die europäische Einwanderung stetig zu. Die Mischung der unterschiedlichen Ethnien ließ darüber hinaus eine völlig neuartige Bevölkerungsgruppe entstehen, deren Wachstum beeindruckend war.

Die kleine Anzahl der Konquistadoren und ihre Nachfahren, die Eliten der neuen Siedler aus Europa sowie einige Abkömmlinge des alten indigenen Hochadels bildeten die neue Oberschicht in Amerika. Diese Schicht entwickelte schon bald ein ausgeprägtes Selbstbewusstsein und bemühte sich um Eigenständigkeit auch gegenüber der Krone. Hier sind die Wurzeln einer amerikanischen Identität erkennbar. Die gesellschaftliche Gliederung war verhältnismäßig einfach: Es handelte sich um eine Zweiklassengesellschaft, in der eine dünne europäische und europäisierte Oberschicht die große Masse von Indigenen, Afroamerikanern und verächtlich als *Castas* bezeichneten Mischformen beherrschte und ausbeutete.

Wirtschafts- und Handelssystem

Das Bevölkerungswachstum brachte die nötigen Arbeitskräfte, um Amerika noch wirksamer auszubeuten. Letztlich war die Entdeckung dieses Kontinents ein Zufallsprodukt des kommerziellen Interesses an Ostasien. Im Laufe des 16. Jahrhunderts erkannten die iberischen Kronen die Reichtümer, die ihnen ihre Eroberungen boten. Mit amerikanischen Edelmetallen finanzierten sie zunehmend den Staatshaushalt und die Außenpolitik in Europa. Um den Besitz langfristig zu sichern und Rivalen fernzuhalten, setzten sowohl Spanien als auch Portugal – letzteres weniger konsequent – auf Abschottung. Man errichtete ein geschlossenes Wirtschafts- und Handelssystem, das die europäischen Konkurrenten zumindest theoretisch vom Handel ausschloss. Gemäß diesem System hatten nur die Mutterländer das Recht, Handelsaustausch mit den Kolonien zu treiben, und dieser Handel musste auf streng festgelegten Routen und in dafür eigens bestimmten Häfen stattfinden.

Sevilla, wo seit 1543 die Kaufmannschaft in einem *consulado* zusammengeschlossen war und den Handel kontrollierte, und später Cádiz genossen dieses Monopol in Spanien. Die zugelassenen Zielhäfen in Amerika waren Cartagena de Indias, Portobello auf dem Isthmus von Panama und Veracruz in Mexiko. Die Handelsflotten mussten sie zu genau festgelegten Zeiten anlaufen. Die Waren wurden von diesen Häfen aus in die Hauptstädte der beiden Vizekönigreiche weitertransportiert. Im Fall von Lima/Callao erfolgte darüber hinaus die Versendung von Teilen der Lieferung in den Süden. Ab 1573 gab es mit der sogenannten Manila-Galeone nach den Philippinen einmal jährlich einen neuen wichtigen Handelsweg, der im mexikanischen Acapulco seinen Ausgangshafen hatte.

Das portugiesische System war lockerer. Zwar gab es eine Hauptroute von Lissabon nach Pernambuco und von dort entlang der Küstenplätze südwärts, jedoch konnten Schiffe auch einzeln verkehren. Direkte Schiffsverbindungen von den brasilianischen Häfen in die portugiesischen Besitzungen in Afrika waren ebenfalls möglich, was vor allem dem Sklavenhandel zugute kam. Im kolonialen Wirtschaftssystem lieferte die Neue Welt getreu den Vorstellungen des Merkantilismus Rohstoffe und Edelmetalle, während die Mutterländer Fertigprodukte dorthin exportierten. Der fünfte, später der zehnte Teil der geförderten Edelmetalle fiel an die Krone. Das Hauptexportprodukt Spanisch-Ame-

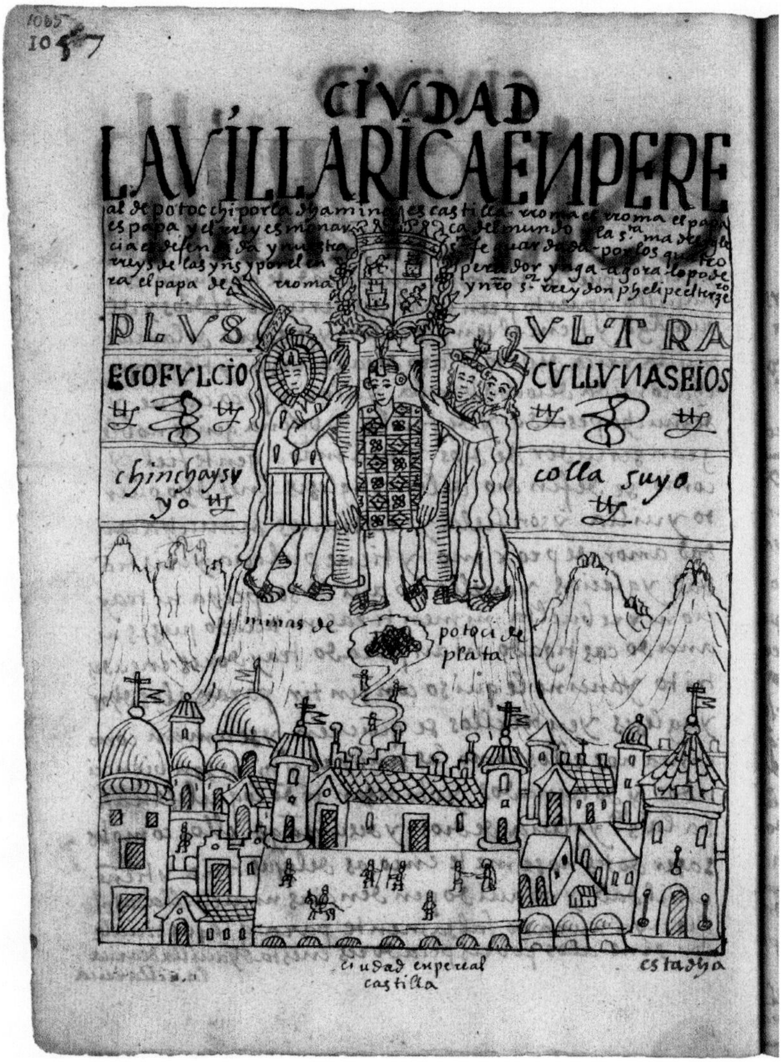

Seit Mitte des 16. Jahrhunderts begann die Ausbeutung des Silbers im „Cerro Rico" („Reicher Berg") von Potosí im heutigen Bolivien, der damals größten Stadt Amerikas. Felipe Guamán Poma de Ayala hat die Stadt in seiner Chronik von 1615 dargestellt.

rikas blieb bis ca. 1560 Gold. Der Goldstrom speiste sich aus den Schatzkammern der eroberten Reiche, aber auch aus den Flüssen der Antillen. Doch auch der Silberbergbau entwickelte sich ab ca. 1540 rasant. Seine Zentren waren Potosí in Hochperu und das mexikanische Zacatecas.

Wichtig und typisch wurde darüber hinaus das Bewirtschaften von Plantagen an den Küsten Südamerikas, in Brasilien und auf den Karibikinseln. Auf diesen baute man Tabak, Kakao, Zucker, Baumwolle und andere tropische Agrarerzeugnisse an. Die Zwangsarbeit afrikanischer

Sklaven bildete die Grundlage für dieses Wirtschaftssystem. Zunächst befriedigten die Portugiesen die schnell wachsende Nachfrage nach Sklaven nicht nur in Brasilien, sondern auch in den spanischen Besitzungen. Dies war ein äußerst lukratives Geschäft.

Europäische Rivalen in Amerika

Die idealistische Vorstellung vom wirtschaftlichen Monopol in Amerika konnten die iberischen Reiche nicht lange in die Praxis umsetzen, denn schon bald traten europäische Rivalen auf den Plan, die den Vertrag von Tordesillas und die päpstlichen Bullen nicht anerkannten. Zuerst widersetzte sich Frankreich den iberischen Monopolansprüchen in Amerika. Französische Fischer hatten schon zu Beginn des 16. Jahrhunderts Fangzüge zu den fischreichen Gewässern vor Neufundland unternommen. Später richtete die französische Krone ihr Interesse auf das begehrte Brasilholz und ließ an der brasilianischen Ostküste einen Stützpunkt errichten. Auf diese Vorstöße reagierte der portugiesische König João III. ab 1530 mit einer stärkeren Kolonisierung, um die Franzosen zu vertreiben.

Nachhaltige Wirkung zeigte erst die Einführung des Generalgouvernements in Brasilien 1549. In den 1550er-Jahren spitzten sich die Konflikte zu. Admiral Gaspard de Coligny wollte in Brasilien eine *France antarctique* für die verfolgten Hugenotten schaffen und gründete 1555 die Siedlung Rio de Janeiro. Zwischen 1560 und 1567 intensivierten die Portugiesen den Kampf und konnten sich letztlich durchsetzen – die Zerstörung der französischen Siedlungen und Pflanzungen war die Folge. Colignys Hugenottensiedlungen in Florida hatten ebenso wenig Erfolg: Die Spanier vernichteten sie 1565. Der Untergang der französischen Hugenotten war nicht zuletzt auf die Religionskriege im Mutterland zurückzuführen, da die Forts keinerlei Nachschub erhielten.

Eine Gefahr stellten die Franzosen jedoch weiterhin dar, denn der Reichtum der Neuen Welt lockte Piraten zunächst aus den nordfranzösischen Hafenstädten am Ärmelkanal an, die sich nur schwer fassen ließen. Sie überfielen Hafenstädte und brachten Schiffe auf. Die Flotten der Spanier benötigten daher schon ab 1513 militärischen Geleitschutz. In einem sensationellen Coup gelang es Jean Fleury 1522, Schiffe zu kapern, die mit Azteken-Gold beladen waren. Erst rund zwanzig Jahre später, 1543, führten die Spanier ein Konvoisystem ein, wodurch sich das

Risiko eines Angriffs deutlich verringerte. Den Aktivitäten der Seeräuber tat dies keinen Abbruch, denn diese konzentrierten sich nun auf die Plünderung hispanoamerikanischer Hafenstädte. Da die Piraten häufig Hugenotten waren, schreckten sie nicht vor der Zerstörung von Kirchen und Klöstern zurück. Brutal wehrten sich die Spanier.

Die europäischen Glaubenskriege fanden so ihre Verlängerung in Amerika und führten zu einer Kette von Gewalttaten und Racheakten. Dies zeigte sich bald auch in den Beziehungen zu den anderen nordwesteuropäischen Mächten. In einer kurzen Friedensphase in Europa schufen Franzosen und Spanier sogenannte „Freundschaftslinien" (1559) als fiktive Trennlinien im Atlantik zur Abgrenzung der Alten von der Neuen Welt. Was aus europäischer Perspektive hinter dieser Linie, also in Amerika geschah, sollte die künftig in Europa geltenden Verträge nicht beeinträchtigen. Die Neue Welt wurde somit zu einer quasi völkerrechtsfreien Zone, in der nach Belieben gemordet, geplündert und gekapert werden konnte, ohne dass dies den Friedenszustand in Europa gefährden sollte. In Amerika galt somit das Recht des Stärkeren – die Konflikte der folgenden Jahrhunderte bestätigten dies eindrucksvoll.

Bis 1570 waren im neu entdeckten Doppelkontinent neuartige iberische Reiche entstanden, die den Beginn des ersten Kolonialzeitalters markierten. War die Herrschaft auch brüchig, keineswegs flächendeckend und nach wie vor umkämpft, handelte es sich gleichwohl um die Grundsteinlegung einer rund dreihundertjährigen Präsenz. Wahrscheinlich kamen im 16. Jahrhundert weniger als 100.000 Europäer nach Amerika, drei Viertel davon in die spanischen und ein Viertel in die portugiesischen Besitzungen. Trotz ihrer dominanten Rolle konnten sie die vielfältigen Transformationen, die ihre Ankunft auslöste, nicht nach Belieben beeinflussen. Indigene Gemeinschaften und mestizische Bevölkerungsschichten hatten ebenso daran Anteil. Die Bündnisse, die Indigene mit den Europäern eingingen, waren die Vorbedingung für den Erfolg der Conquista. Anpassungs- und Lernprozesse folgten aus dem Zusammentreffen der unterschiedlichen Kulturen von Indigenen, Europäern, Afrikanern und der schnell wachsenden ethnisch gemischten Bevölkerungsschicht. Zweifellos lag auf diesen Prozessen ein dunkler Schatten aufgrund der demografischen Katastrophe, Zerstörung und Gewalt. Dennoch entstand eine neuartige Form des Zusammenlebens, zu der alle Beteiligten beitrugen, wobei die Macht, die sie über andere ausüben konnten, höchst ungleich verteilt war.

Festigung, Krisen und Reformen (1570–1788)

Verschiedenes kam um das Jahr 1570 zusammen und ließ den Eindruck entstehen, dass die Kolonialherrschaft gefestigt sei. Die Hinrichtung des letzten Inka Túpac Amaru (1572), die königlichen Anordnungen (*ordenanzas*) zur zukünftigen Durchführung von Entdeckungen (1573) und viele weitere wirtschaftliche und kirchliche Maßnahmen läuteten ein „langes“ 17. Jahrhundert ein, das von Konsolidierung geprägt war. Auch in den Besitzungen Portugals änderten sich durch die Personalunion mit Spanien (1580–1640) die Parameter entscheidend.

Bevölkerungsentwicklung und gesellschaftliche Strukturen

Ein wichtiges Element im Konsolidierungsprozess war ein Aufwärtstrend der Bevölkerungszahlen. Zwar dauerte die demografische Katastrophe der indigenen Bevölkerung zunächst noch an und steigerte sich bis Mitte des 17. Jahrhunderts in einigen Regionen sogar noch, danach kam es jedoch zu einer deutlichen Abschwächung. Mancherorts wuchs die indigene Bevölkerung bereits wieder. Die Ursache für diesen Umschwung lag vor allem daran, dass die Indigenen nun Resistenzen gegen die Krankheitserreger aus Europa entwickeln konnten.

In Brasilien dagegen setzte sich die Bevölkerungskatastrophe zunächst ungebremst fort, da hier in vielen Regionen nun der Erstkontakt mit den Europäern stattfand. Allerdings gab es mit dem Amazonasgebiet einen riesigen Raum, in den die Europäer wenn überhaupt nur punktuell vorstießen und dessen demografische Entwicklung weitestgehend im Dunkeln liegt.

Die Bevölkerung wuchs auch durch die europäischen Zuwanderer. Die amerikanischen Reichtümer blieben für viele Europäer verlockend, doch nicht allen Interessen-

Die Reinheit des Blutes (*limpieza de sangre*) war ein Konzept zur Ausgrenzung, das im Spanien des 15. Jahrhunderts entstand. Personen, die aufgrund ihrer jüdischen oder muslimischen Abstammung vermeintlich von „unreinem Blut“ waren, auch wenn sie christlich getauft waren, blieb der Zugang zu höheren kirchlichen und staatlichen Ämtern verwehrt. Es handelte sich damit um ein Schema von sozialer Ungleichheit, das sich auf Geburt und Abstammung begründete. *Limpieza de sangre* entwickelte sich zu einer verbindlichen Rechtsnorm, die die Krone 1556 offiziell anerkannte. In den Kolonien wurde das Konzept auf Indigene, Afroamerikaner und die zahlreichen *Castas* bezogen, die keine rein europäische Abstammung nachweisen konnten. Da der Nachweis der „Reinheit“ jedoch käuflich war, blieb die Vorstellung von einer ethnisch homogenen europäischen Oberschicht letztlich utopisch.

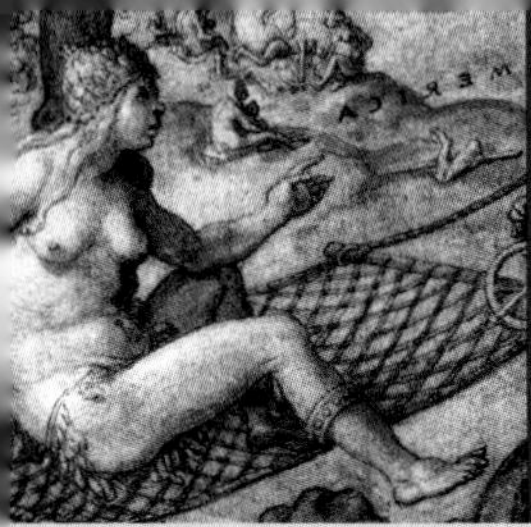

Beginn des Eurozentrismus

Der Herrschaftsanspruch Europas wurde in den frühen bildlichen Darstellungen Amerikas untermauert. Nirgends ist dies deutlicher als in einem Gemälde des flämischen Malers Jan van der Straet (Johannes Stradanus) zu sehen, das dem berühmten Kupferstich Theodore Galles als Vorlage diente. Der Stich war Teil einer Folge, die Galle in der Sammlung „Nova reperta" in den 1580er-Jahren zusammenstellte und in seinem Verlag in Antwerpen veröffentlichte. Themen der Stiche waren die großen europäischen Erfindungen und Entdeckungen der Neuzeit. Stolz vergewisserte sich Europa in diesem Bildband seiner Errungenschaften. Dabei war die Darstellung des Anderen von zentraler Bedeutung.

Im Bild lässt van der Straet einen bekleideten und mit den Insignien europäischen Wissens und weltlicher Macht – Astrolabium und Schwert – ausgestatteten Vespucci auf eine unbekleidete, der Hängematte entsteigende America treffen. Die Feminisierung des neuen Kontinents als schamlose Indigene, eine Szene, deren Wildheit durch die Kannibalen-Darstellung im Hintergrund noch unterstrichen wird, entspricht den Klischees, die Vespucci mit dem „Mundus Novus" in die Welt zu setzen half und die im Namen Amerika fortdauerten.

Im Gegensatz zum oft gedruckten Kupferstich hatte van der Straet in diesem weniger bekannten Originalgemälde Vespucci sogar noch das Wort „America" – spiegelverkehrt, aufgrund der Vorlagefunktion für einen Kupferstich – in den Mund gelegt, um den Akt der Namensgebung deutlich zu machen. Die Darstellung der Gegensätze ist auf diesem Bild mehr als offensichtlich: die Karavelle zur Rechten, die den technischen Vorsprung Europas ebenso symbolisiert wie den Fortschritt, den Gang der Geschichte; zur Linken der Ameisenfresser und andere Tiere, die die unberührte, ursprüngliche Natur repräsentieren, vermeintlich das eigentliche Wesen Amerikas. Die Kultur Europas begegnet der Natur Amerikas. Mit dem Akt der Namensgebung, der hier abgebildet ist, wird Amerika zum Gegenstand europäischer Projektionen und Sehnsüchte.

Die Handlungsmacht, das wird deutlich, liegt bei Vespucci, dem Subjekt, und damit bei Europa, für das er steht. Das im linken Bildrand am Baum hängende Faultier verstärkt den Eindruck einer Schläfrigkeit, die quasi wie ein Schleier über dem wilden, noch unentdeckten Kontinent gelegen hat, ehe Europa kam, um ihn im Akt der Namensgebung überhaupt erst ins Leben, in

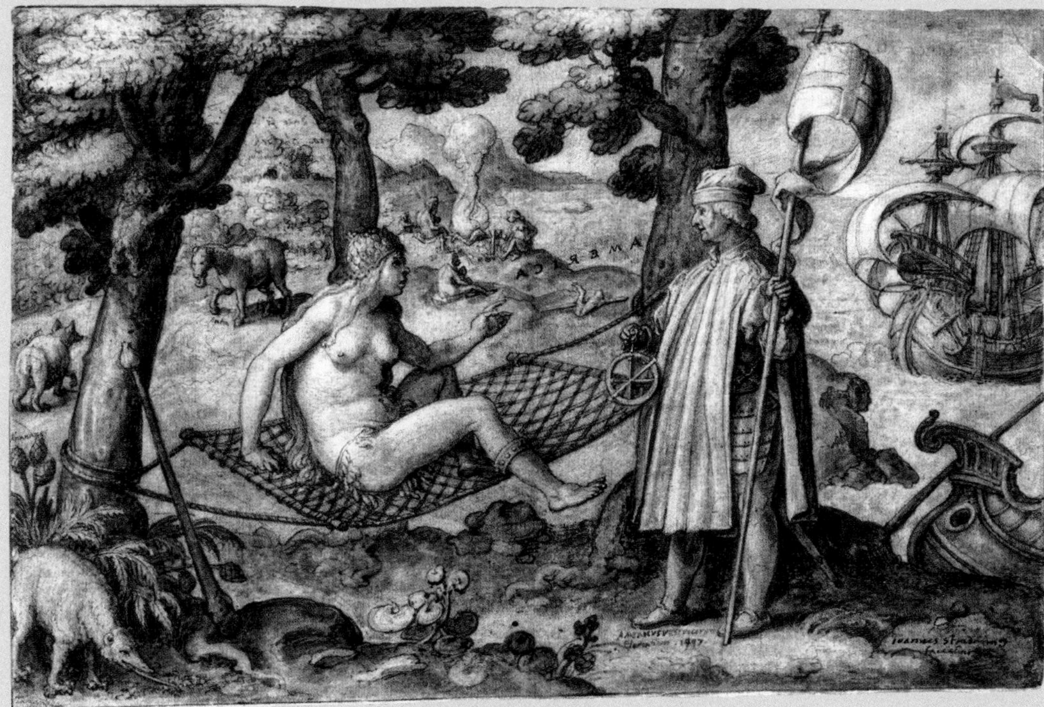

den Gang der Geschichte zu rufen. Die nackte India, das Objekt, erhebt sich nun aus diesem Schlaf der Zeitlosigkeit, um – so scheint es – ihrem „Entdecker" zu folgen. Die Bildunterschrift des Kupferstichs unterstreicht diese Aussage: „Americus entdeckt Amerika wieder – er rief sie einmal, und seitdem war sie immer wach." ■

In keinem anderen Kunstwerk dieser Zeit wurde der Akt der Entdeckung und Inbesitznahme Amerikas so aussagekräftig inszeniert.

ten war der Zugang auch erlaubt. Die spanische Krone reglementierte die Einwanderung von Beginn an und schloss Ausländer und diejenigen resolut aus, die das Kriterium der „Reinheit des Blutes“ nicht erfüllten.

Im portugiesischen Herrschaftsbereich waren die Autoritäten toleranter. Insgesamt war die europäische Einwanderungsrate in Lateinamerika quantitativ von geringer Bedeutung. Qualitativ hingegen war sie sehr bedeutend, da die Einwanderer die Spitzenstellung in der Gesellschaftspyramide einnahmen. Im Lauf der Zeit wuchs die ursprünglich aus Europa stammende Bevölkerung auf natürliche Weise. Die sogenannten Kreolen, die in Amerika geborenen Nachfahren europäischer Einwanderer, übertrafen zahlenmäßig schon bald die neu aus Europa einwandernde Bevölkerung.

Ein weiteres, in einigen Regionen zunehmend wichtiges Bevölkerungselement bildeten die afrikanischen Zwangseinwanderer. Da die Kinderzahl der Sklaven gering blieb, kam der Zufuhr von außen eine entscheidende Bedeutung zu. Die wichtigsten Regionen, die Sklaven aufnahmen, waren im 17. Jahrhundert Brasilien und die Karibik. Wegen fehlender Arbeitskräfte blühte der Sklavenhandel trotz der hohen Kosten und Risiken regelrecht auf. Im 17. Jahrhundert verschleppten Sklavenjäger bereits rund 1,3 Millionen und im folgenden Jahrhundert mehr als sechs Millionen Afrikaner nach Amerika. Dominierten zunächst die Portugiesen den Markt, die mit dem Sklavenhandelsmonopol (*asiento*) der spanischen Krone betraut waren, so konkurrierten sie schon bald mit Schmugglern aus Nordwesteuropa und Lateinamerika.

Afrikaner, Kreolen und indigene Bevölkerungsgruppen vermischten sich mit der Zeit und trugen damit entscheidend zum Bevölkerungswachstum bei, das ab Mitte des 17. Jahrhunderts einsetzte. Es entstand die höchst heterogene Bevölkerungsschicht der *Castas*, die für Amerika charakteristisch wurde. Gegen Ende der Kolonialzeit bestand ein Drittel der rund 17 Millionen Einwohner Lateinamerikas aus diesen.

Für die soziale Hierarchie war das Kriterium der „Reinheit des Blutes“ zentral. In einer nach ethnischen Merkmalen geschichteten Gesellschaft standen die „Weißen“ oder „Spanier“ an der Spitze. Die Kategorien waren jedoch durchaus flexibel, denn sowohl Einwanderer von der Iberischen Halbinsel, in Amerika geborene Kreolen als auch Mestizen aus ehelichen Beziehungen konnten zu dieser Oberschicht zählen. Um sie zu kontrollieren, ging die Krone immer wieder Kompromisse ein: so duldete sie den ursprünglich nicht vorgesehenen Verkauf von Adelstiteln und die Entstehung des Großgrundbesitzes. Soziale Mobilität durch wirtschaftlichen Erfolg konnten in den Kolonien weitaus besser gelingen als in Europa. Doch die Oberschicht blieb klein und sie differenzierte sich im Lauf der Zeit in Kreolen und Europa-Spanier (*peninsulares*). Außerdem wuchsen die sozialen Unterschiede zwischen Arm und Reich weiter an.

Einigkeit herrschte in der Oberschicht, was die Abgrenzung gegenüber den anderen Ethnien anging. Die indigene Bevölkerung etwa, die theoretisch unter dem Schutz der Krone stand, sah sich in der sozialen Realität zunehmend unterdrückt. In der Theorie stand sie über den Sklaven und Mestizen, tatsächlich war die Lage der Indigenen keineswegs besser, oft sogar schlechter. Dennoch beeinflussten sie die soziale Realität in vielfältiger Weise, entzogen sich in manchen Regionen der europäischen Kontrolle und erhielten eigene Strukturen aufrecht. Bis zu einem gewissen Grad konnten selbst Sklaven Freiräume erreichen. Viel hing davon ab, ob sie als Haussklaven in den Städten oder auf den Plantagen arbeiten mussten. Von der Möglichkeit, freigelassen zu werden oder sich freizukaufen, wurde durchaus häufig Gebrauch gemacht, und im Hinterland bildeten entflohene Sklaven unabhängige Gemeinschaften, die sich teilweise jahrzehntelang halten konnten. Noch uneinheitlicher war die Situation der Mischlingsbevölkerung. Sie ging in der Regel einer Erwerbsarbeit nach und war in ihrem Bewegungsraum uneingeschränkt.

In Amerika entstanden Gesellschaften, die sich von den europäischen grundlegend unterschieden und völlig neuartig waren. Die Versuche, sie von Europa aus zu kontrollieren und zu reglementieren, waren zum Scheitern verurteilt. Die Bevölkerung der Kolonialgesellschaften entwickelte sich autonom, und diese Entwicklung gewann durch die überall erkennbare Mestizierung (*mestizaje*) und die Sklaveneinfuhr, die sich in Zukunft noch verstärken sollte, an Fahrt.

Herrschaft und Verwaltung

Die spanische Krone war bemüht, die Eigenständigkeitsbestrebungen innerhalb der Kolonien abzuwehren und ihrerseits effektiv zu regieren. Seit den 1570er-Jahren entwickelte sie zahlreiche Maßnahmen, um die eigene Herrschaft in den weit entfernten Gebieten zu festigen. Schon zu Beginn der Entdeckungen und Eroberungen hatte man Strukturen ge-

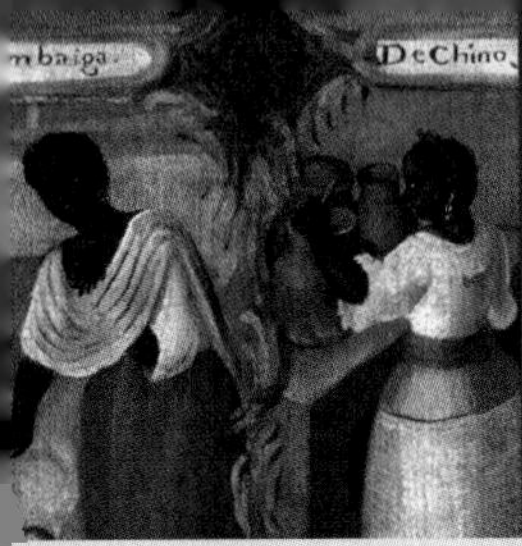

Kastengesellschaft

Die Mischung der ethnischen Gruppen aus drei Kontinenten prägte die soziale Situation im kolonialen Amerika. Sie ereignete sich von Beginn an und wurde zahlenmäßig immer wichtiger. Grundsätzlich gab es große Vorurteile gegenüber *Mestizos*, Kindern von Indigenen und Europäern, *Mulatos*, Kindern von Europäern und Afrikanern, *Zambos*, Kindern von Indigenen und Afrikanern, und anderen, denen man als Sammelbegriff die aus dem Portugiesischen stammende Bezeichnung *Castas* gab. Sie galten wegen ihrer oft illegitimen Geburt als minderwertig und kriminell. Um die Mitte des 17. Jahrhunderts stellten die *Castas* in den meisten Städten bereits die Mehrheit der Bevölkerung. Auch auf dem Land wuchs ihr Anteil rasch. Sie zeichneten sich durch eine hohe Anpassungsfähigkeit an die dominante europäische Kultur aus, was ihnen die Möglichkeit sozialen Aufstiegs bot.

Angesichts der großen Vielfalt der *Castas* waren auch die sozialen Unterschiede innerhalb der Gruppe besonders ausgeprägt. Die zunächst privilegierten *Mestizos* verloren ihren Status, je mehr ihre Anzahl wuchs. Sie blieben jedoch im Gegensatz zu den Indigenen nicht tributpflichtig und konnten sich freier bewegen. Manchen gelang es, niedere Ämter in der Verwaltung zu erreichen, andere waren als Handwerker tätig. Dies galt jedoch keineswegs für alle *Mestizos* gleichermaßen.

Die *Mulatos* oder *Pardos* (Brasilien) entstammten offiziell verbotenen Verbindungen. Allerdings waren die Verbote wenig wirksam. In Santo Domingo heirateten im 17. Jahrhundert selbst spanische Offiziere schwarze Frauen und ließen sich auch durch drohende Beförderungssperren nicht davon abhalten. Häufiger war das Konkubinat. Zwar waren die *Mulatos* aufgrund ihrer dunkleren Hautfarbe nicht so angesehen wie die *Mestizos*, genossen aber mehr Freiheiten als die Indigenen. Wichtig wurde ihre Rolle etwa in den Milizen, wo sie die Mannschaftsdienstgrade stellten.

Durch die Vermischung innerhalb der *Castas* wurde die Hautfarbe als Distinktionsmerkmal zunehmend fragwürdig. Zwar genossen und genießen Menschen mit hellerer Haut in Amerika in der Regel ein höheres Ansehen, doch kamen mit der Zeit soziale Faktoren als bestimmende Kriterien hinzu, die über die Stellung innerhalb der Gesellschaft entschieden. Insofern war die amerikanische Kastengesellschaft im Gegensatz zu der Indiens, die den Portugiesen als Vorbild ihres *Casta*-Konzepts gedient hatte, offener und durchlässiger. ■

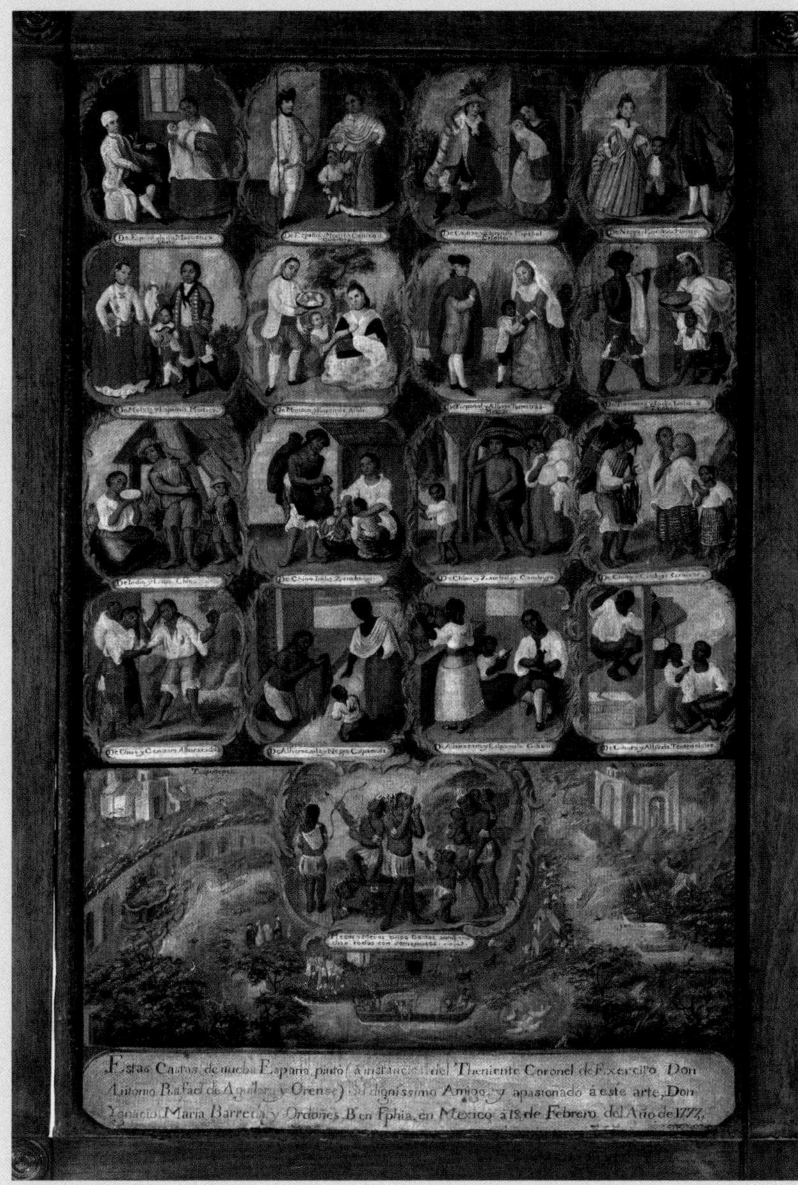
Estas Castas de nueba España pintó (á instancia del Theniente Coronel de Exercito Don
Antonio Rafael de Aguilar y Orense) Su dignissimo Amigo, y apasionado á este arte, Don
Ygnacio Maria Barreda y Ordoñes en Mexico á 18 de Febrero del Año de 1777.

Im 18. Jahrhundert versuchten die Oberschichten, wieder Ordnung in das gesellschaftliche Gefüge zu bringen. Die Beliebtheit des Genres der Casta-Gemälde zeugt davon. Dieses stammt von Ignacio María Barreda aus Neu-Spanien, wahrscheinlich aus dem Jahr 1777. Es zeigt und bezeichnet zahlreiche Misch- und Untermischformen der Bevölkerung.

schaffen, auf die man aufbauen konnte. Wenn auch die Conquista im Binnenland vielerorts noch längst nicht abgeschlossen war, hatte sich das Verwaltungssystem in Hispanoamerika gegen Ende des 16. Jahrhunderts bereits ausgebildet. Als wichtigste Gliederungsebenen entstanden Vizekönigreiche, Bistümer und *audiencias*, die bis zum 18. Jahrhundert im Wesentlichen unverändert blieben. In Brasilien entstanden mit Pernambuco und Rio de Janeiro zwei neue Zentren – ein Beweis dafür, dass die Besiedlung in diesen Regionen große Fortschritte machte. Der Generalgouverneur in der alten Zentrale Bahia bekam ab 1729 den Ehrentitel eines Vizekönigs.

Die Spanier wollten durch eine große und ständig wachsende Zahl an Gesetzen den Zugriff auf die Kolonien intensivieren. Die Kolonien wurden hierarchisch strukturiert und auf das Mutterland ausrichtet. Die sogenannten *ordenanzas* von 1573 etwa regelten die euphemistisch „Befriedung" (*pacificación*) genannte Unterwerfung der Indigenen und die Aneignung von deren Land neu. Die gesetzgeberische Tätigkeit gipfelte in der *Recopilación General de las Leyes de Indias* von 1680, welche die bis dahin erlassenen Regelungen zusammenfasste und damit Rechtsnormen für die gesamten amerikanischen Kolonien festsetzte. Letztlich zeigte sich daran das Ziel der Krone, die Konquistadoren, *encomenderos* und selbst die Vizekönige der Kontrolle der eigenen Beamten zu unterstellen.

In erster Linie ging es dem Mutterland darum, die eigenen Einkünfte zu steigern. Die Krone führte neue Steuern ein und bemühte sich um deren effektive Eintreibung. Trotz der Zentralisierungsmaßnahmen blieb die Krone der eigenen Administration in Amerika gegenüber misstrauisch. Personalfragen entschied sie selbst. Dem Trend zur Verrechtlichung des Lebens folgend, erließ sie Gesetze zur Geschäftsordnung, entsandte Generalvisitationen zum Beispiel des neuen Vizekönigs Francisco de Toledo in Peru (1570–1575) und ließ sich von Beamten nach Ablauf ihrer Dienstzeit Rechenschaft ablegen. Die Ausweitung der Bürokratie zeigte sich an Regelungen zu Arbeitszeiten, Markttagen, Kleiderordnungen bis hin zur Choreografie öffentlicher Feste.

Die Anstrengungen des Mutterlands, alle Lebensbereiche in Amerika zu reglementieren, liefen vor Ort oft ins Leere. So konnte etwa im besonders sensiblen Verteidigungswesen die Bedeutung der *encomenderos* zurückgedrängt werden, doch lokale Kräfte behielten ihre zentrale Rolle, da sie auf eigene Kosten die Milizen stellten. Der Mangel an Mitteln, um die Kontrolle des riesigen Kolonialreichs effektiv durchzusetzen, zeigte sich nicht nur im Militär. Fehlende Effizienz prägte auch die Verwaltung: Durch Ämteranhäufung und Kommissionierung von Privatpersonen ergaben sich Kompetenzstreitigkeiten. Die Verwaltungsabläufe waren notorisch langsam, was auch an der Überlastung der Beamten lag. Kein Wunder, dass die Bevölkerung unzufrieden war. Und die Unzufriedenheit wuchs durch Steuererhöhungen und merkantilistische Wirtschaftsbestimmungen wie das Verbot, Wein anzubauen und Seidenraupen zu züchten, sowie durch Einschränkungen des innerkolonialen Handels.

Zwar konnte man dem König nicht offiziell widersprechen, doch gab es Formen, seine Anweisungen zu unterlaufen. Sprichwörtlich wurde die bereits im spanischen Mittelalter verwendete Devise: „Man gehorche, aber führe [noch] nicht aus" (*obedézcase pero no se cumpla*). Zunächst bezog sie sich nur auf den Vizekönig, der eine Revision von Anweisungen des Indienrats erwirken konnte, wenn diese den amerikanischen Erfordernissen nicht entsprachen. Später übernahmen auch die anderen Verwaltungsebenen dieses Prinzip. Zur Verschleppung gesellte sich die allgegenwärtige Korruption und verschlechterte die Bilanz der Administration nicht nur in Hispanoamerika, sondern auch in Brasilien.

Die Folge war, dass sich der Verwaltungsapparat in Amerika verselbstständigte, was vor allem am Ämterkauf deutlich wurde. Zunächst nur als befristete Reaktion gedacht, um die finanziellen Probleme der Krone aufgrund der hohen Kriegskosten in Europa zu lösen, entwickelte diese Praxis zunehmend ein Eigenleben. Anfangs blieben die Spitzenpositionen im Beamtenapparat Kandidaten vorbehalten, die direkt aus Spanien kamen, dann machte der Ämterkauf den Kreolen zunächst niedere, später auch höhere und höchste Positionen zugänglich. In Brasilien blieb die Wahl der Stadträte üblich, was den Missbrauch erschwerte.

Zwar brachte der Ämterkauf kurzfristig Einnahmen, doch langfristig wirkte er sich schädlich auf die Moral der Beamten aus, da sie die Kosten für diesen Kauf mit allen Mitteln wieder einzubringen versuchten. Darunter litten die Untergebenen wie vor allem die indigene Bevölkerung. Der für sie zuständige *corregidor* hatte durch den Zwangsverkauf (*repartimiento*) bestimmter Waren alle Möglichkeiten zum Missbrauch. Im Endeffekt wurde die Praxis des Ämterkaufs also von den tributpflichtigen Indigenen finanziert.

Oft waren die neuen Amtsinhaber den Anforderungen nicht gewachsen, die das Amt mit sich brachte. Insbesondere in der Finanzverwal-

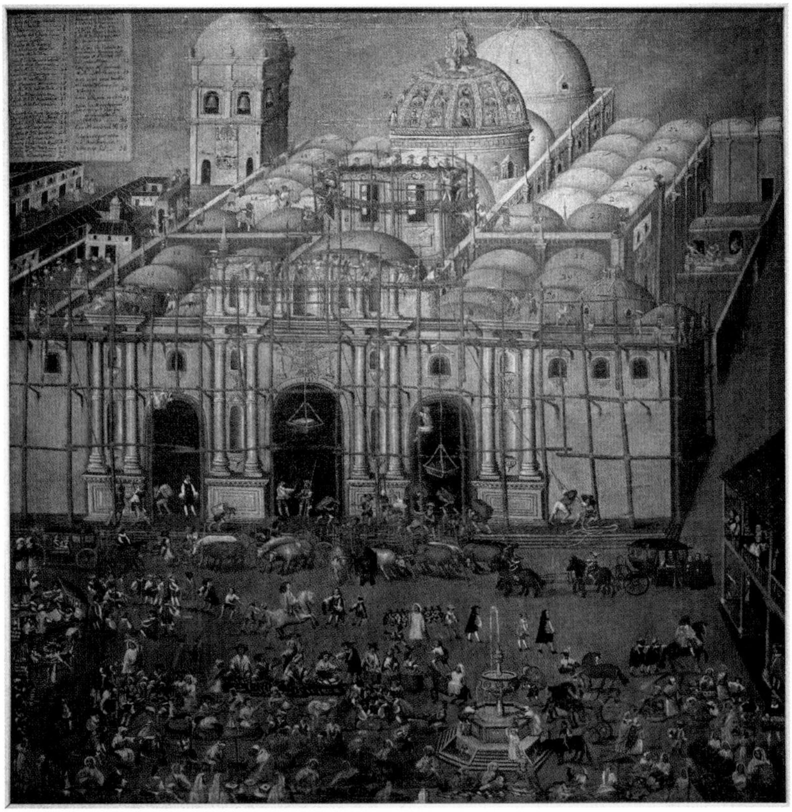

Das Gemälde des guatemaltekischen Kreolen Antonio Ramírez von 1678 (Privatbesitz, Mexiko) zeigt den im Bau befindlichen Dom von Santiago de los Caballeros, dem heutigen Antigua, der kolonialzeitlichen Hauptstadt von Guatemala.

tung machte sich dies bald negativ bemerkbar. So wirkte die Praxis des Ämterkaufs, die ursprünglich zur Steigerung der Einnahmen gedacht war, mittelfristig kontraproduktiv.

Für den zunehmend prekären Interessenausgleich zwischen der stetig wachsenden Gruppe der Kreolen und den Europa-Spaniern war der Ämterkauf jedoch durchaus förderlich, denn er eröffnete die Möglichkeit, an der politischen Macht teilzuhaben. Zumindest die reiche kreolische Oberschicht konnte auf diesem Weg politischen Einfluss erwerben. Dabei musste man nicht unbedingt „weiß" sein, selbst Menschen mit anderem ethnischen Hintergrund konnten sich ein Amt und damit gleichsam auch die „weiße" Hautfarbe kaufen. Dafür benötigten sie neben Geld vor allem sehr gute Beziehungen. Dem Ämterkauf haftete nichts Unehrenhaftes an. Er trug sogar zur Herrschaftsstabilisierung bei, da er, wenn auch nur in beschränktem Maße, soziale Mobilität ermöglichte.

Die Machtentfaltung der Kirche

Weil sie von der Krone finanziert wurde, stand die katholische Kirche in Amerika viel stärker als in Europa unter der Kontrolle des Herrschers. Im Bildungs-, Kredit- und Sozialwesen entwickelte sich die Kirche zur unbestreitbar wichtigsten Instanz des kolonialen Amerikas. Mit großartigen Kathedralbauten und Prozessionen repräsentierte der Klerus Einfluss und Macht im öffentlichen Raum. Auch im kirchlichen Bereich spielten Kreolen eine zunehmend wichtige Rolle. Bereits zu Beginn des 17. Jahrhunderts gab es mehr kreolische als spanische Kleriker in Amerika. Dass letztere zumeist die höchsten Ämter in der kirchlichen Hierarchie bekleideten, führte zu Unmut.

Für die Kirche blieb die Christianisierung der Indigenen eine zentrale und längst nicht abgeschlossene Aufgabe. Im Hinterland bildeten die Jesuiten mit ihren Reduktionen nun häufig die Vorhut weltlicher Gewalten. Doch blieb die Missionierung schwierig, auch die Utopie mancher Missionare vom Gottesstaat auf Erden erfüllte sich nicht, obwohl die Jesuiten mehr als hundert Jahre in ihrer abgelegenen Provinz Paraguay eifrig darum bemüht waren, diese Vision zu verwirklichen. Vielerorts konnte sich die Christianisierung trotz der Verfolgung indigener Religiosität und Traditionen bestenfalls oberflächlich durchsetzen.

Soziokulturelle Entwicklungen

Es blieb ein zentrales Ziel der Mission, die Monogamie durchzusetzen, denn die Familie bildete die soziale Basis der Kolonialgesellschaften. Die Rolle der Frauen aus der Oberschicht war durchaus prononciert, auch wenn sie in der Öffentlichkeit – von wenigen Ausnahmen wie der berühmten Schwester Juana Inés de la Cruz aus Mexiko abgesehen – in der Regel unsichtbar blieben. Aus Sicht der Krone waren sie wichtige Kulturträgerinnen, die über den Verwandtenkreis hinaus auf die Gesellschaft und vor allem die Indigenen einwirken sollten. Letzteres ließ sich jedoch nur ansatzweise umsetzen. Der Plan einer vollständigen Europäisierung der indigenen Bevölkerung ging ebenso wenig auf wie die angestrebte umfassende Christianisierung.

Die Beharrlichkeit der indigenen Kulturen bedeutete jedoch nicht, dass sie sich überhaupt nicht veränderten. Indigene Elemente trafen auf europäische Traditionen und in vielen Regionen zunehmend auch auf afrikanische. Das Ergebnis war eine Mischkultur, die sich von allem

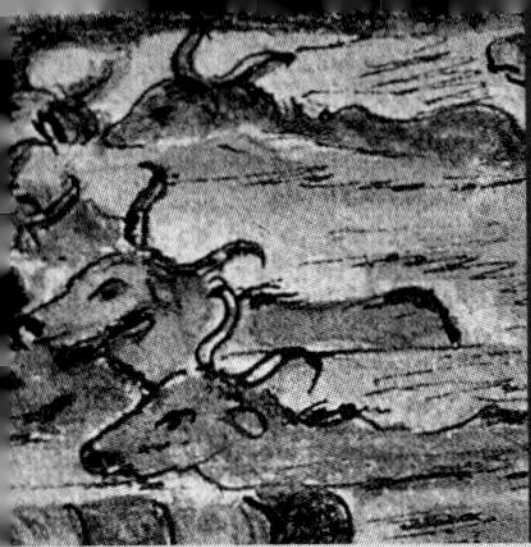

Der Jesuitenstaat

Ab 1549 ließen sich die Jesuiten zunächst in Brasilien und ab 1566 in Hispanoamerika nieder. In der Folgezeit breiteten sie sich im Hinterland der Kolonialreiche aus, das noch kaum von Europäern besiedelt war. 1606 gründeten sie die Ordensprovinz Paraguay. Nach einer Phase der Wandermission brachte schließlich erst die Errichtung fester Missionsdörfer Erfolge. Verwaltungstechnisch genossen die Jesuitenmissionen weitgehende Autonomie. 1750, zur Hochzeit der Jesuitenmission, bestanden dreißig Reservate, sogenannte Reduktionen.

Die Ausbreitung verlief keineswegs unproblematisch. Wiederholt kam es zu Konflikten mit den spanischen Siedlern der Region um Asunción. Gemäß den Intentionen der Krone sollten Siedler und Jesuiten eine gemeinsame Front gegen die portugiesische Expansion bilden. Jedoch war diese Front zumeist brüchig, da die spanischen Siedler ebenso wie die portugiesischen Grenzläufer, die sogenannten *Bandeirantes*, an der Ausbeutung der indigenen Arbeitskraft interessiert waren, die ihnen die Jesuiten zu entziehen schienen.

Überschattet wurden die Kämpfe durch Konflikte mit den kirchlichen und weltlichen Autoritäten vor Ort, die die Stellung der Jesuiten grundsätzlich in Frage stellten und ihnen Unterschlagung und Selbstbereicherung vorwarfen. Obwohl die Auseinandersetzung letztlich zugunsten der Jesuiten beigelegt wurde, blieben die Vorwürfe haften und verdichteten sich später zum Mythos von einem regelrechten „Jesuitenstaat".

Rund 160 Jahre agierten die Jesuiten erfolgreich in der Provinz Paraguay. Dieser Erfolg basierte nicht zuletzt auf den Interessen der dort lebenden Guaraní, die in den Missionaren eine willkommene Hilfe gegen ihre Feinde sahen. Im Wesentlichen verfolgten die Jesuiten dabei zwei Ziele: Missionierung und Zivilisierung. Zunächst galt es, die Guaraní sesshaft zu machen. Die Reduktionen, die daraufhin gegründet wurden, ähnelten regelrechten Planstädten mit mehreren Tausend Einwohnern.

Aus Sicht der Jesuiten waren die Guaraní zwar faul, kindlich, betrügerisch und wild, aber auch zivilisier- und missionierbar. In den Beziehungen zu den Guaraní nahmen die Patres eine autoritäre Stellung ein, die durch Kontrollmaßnahmen und eine Erziehung zu Disziplin und Gehorsam spürbar war. Jedoch waren die Jesuiten auch darum bemüht, dem Lebensstil der Indigenen durch Anpassung entgegenzukommen. Grundlegend wichtig war ihnen daher, die Guaraní-Sprache zu erlernen und eine Schriftform zu entwickeln. Hinzu kam die Übernahme indigener Elemente in den Gottesdienst. Dennoch führten die Missionsmethoden nicht immer zum gewünschten Ziel. Wie aus den Berichten der Missionare hervorgeht, bewahrten sich die Guaraní eine gewisse Autonomie im Umgang mit den Europäern und deren Werten und Normen. Letztlich führte die Missionierung zu einer starken Abhängigkeit der Guaraní, was sich spätestens ab dem 18. Jahrhundert als problematisch erweisen sollte, als die Existenz des Jesuitenordens grundsätzlich in Frage gestellt wurde. ■

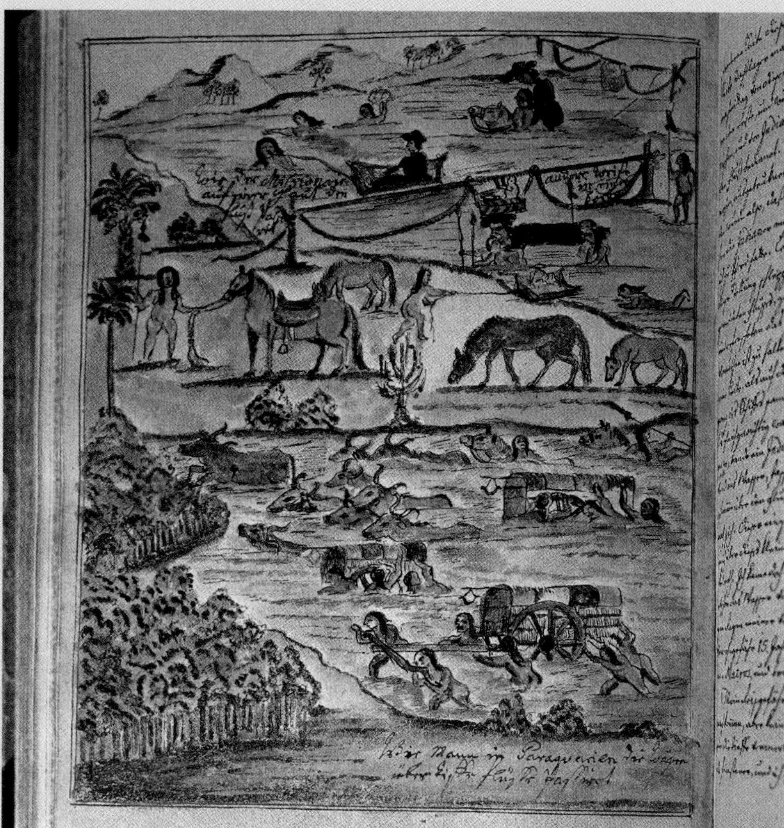

Zur Erbauung und Erheiterung seiner europäischen Leser gedacht, gewährten die Zeichnungen des Jesuitenpaters Florian Paucke einen tiefen Einblick in das Alltagsleben von Jesuiten und Indigenen. Hier zeigt er die Überquerung eines Flusses, wobei die Missionare (am oberen Bildrand) in einer Tierhaut oder in einem Korb trockenen Fußes übergesetzt werden.

Sor [Schwester] **Juana Inés de la Cruz** (1648/51–1695) war eine der bedeutendsten Persönlichkeiten des Kolonialzeitalters. Die Neuspanierin, die mit bürgerlichen Namen Juana Ramírez de Asbaje hieß, trat ins Kloster ein, um einer Verheiratung zu entgehen. Als junge Frau war sie am vizeköniglichen Hof gefördert worden. Mit ihren Dichtungen, philosophischen und naturwissenschaftlichen Abhandlungen erregte sie Aufsehen, aber auch Kritik, da sie dem damaligen Rollenbild einer Frau und noch dazu einer Nonne nicht entsprach. In ihrem autobiografischen Text „Antwort an Schwester Filotea" kritisiert sie die Arroganz der Männer und fordert den freien Zugang zu Schrift und Wissen für Frauen. Als sie die Gunst des Vizekönigs verlor, musste sie sich der kirchlichen Obrigkeit beugen, beendete ihre schriftstellerische Tätigkeit und starb wenig später im Alter von 44 Jahren.

bisher Bekannten unterschied. Diese neuartige Mischung war eine amerikanische Besonderheit, die europäische Reisende dieser Zeit immer wieder verwirrte. Ein gutes Beispiel dafür ist die monumentale Chronik „Nueva Corónica y buen gobierno" von 1615/16 mit ihrer hybriden Sprache und eindringlichen Bebilderung. Ihr Autor, Guaman Poma de Ayala, der sich als Abkömmling der Inka-Dynastie bezeichnete, schickte sie an den König in Spanien. Die Tendenzen einer kulturellen Vermischung zeigten sich auch in einer ausgeprägten Volksfrömmigkeit, die sich im Jahresverlauf in zahllosen kirchlichen Festen manifestierte, an denen verschiedene ethnische und soziale Gruppen teilnahmen.

Unter den kreolischen Oberschichten entwickelte sich eine akademische Kultur, die sich in ihren äußeren Formen sehr stark an die jeweiligen Mutterländer anlehnte. Gleichwohl war man darum bemüht, die eigenen Leistungen und den Wert der *reinos de las Indias* zu betonen. Hier werden die Ansätze einer Identität erkennbar, die sich schon im 17. Jahrhundert auf die eigene Region sowie auf Amerika als Ganzes bezog. Diese Verbundenheit, die man auch als kreolischen und indigenen Patriotismus bezeichnen kann, bedeutete noch keinen Bruch mit dem Mutterland. Allerdings zeigte sich schon in diesem Zeitraum immer deutlicher, dass die Interessen zwischen der Iberischen Halbinsel und den Kolonien unterschiedlich gelagert waren.

Wirtschaftssysteme

Autonome Entwicklungen ergaben sich auch im Handel und im Wirtschaftsleben. Die Monopolansprüche der iberischen Mächte waren schon bald illusorisch. Immerhin hatte die spanische Krone 1564 das Konvoisystem endgültig etabliert und dabei neue Routen festgelegt. Dass die Schiffe dadurch geschützt und günstige Winde genutzt werden

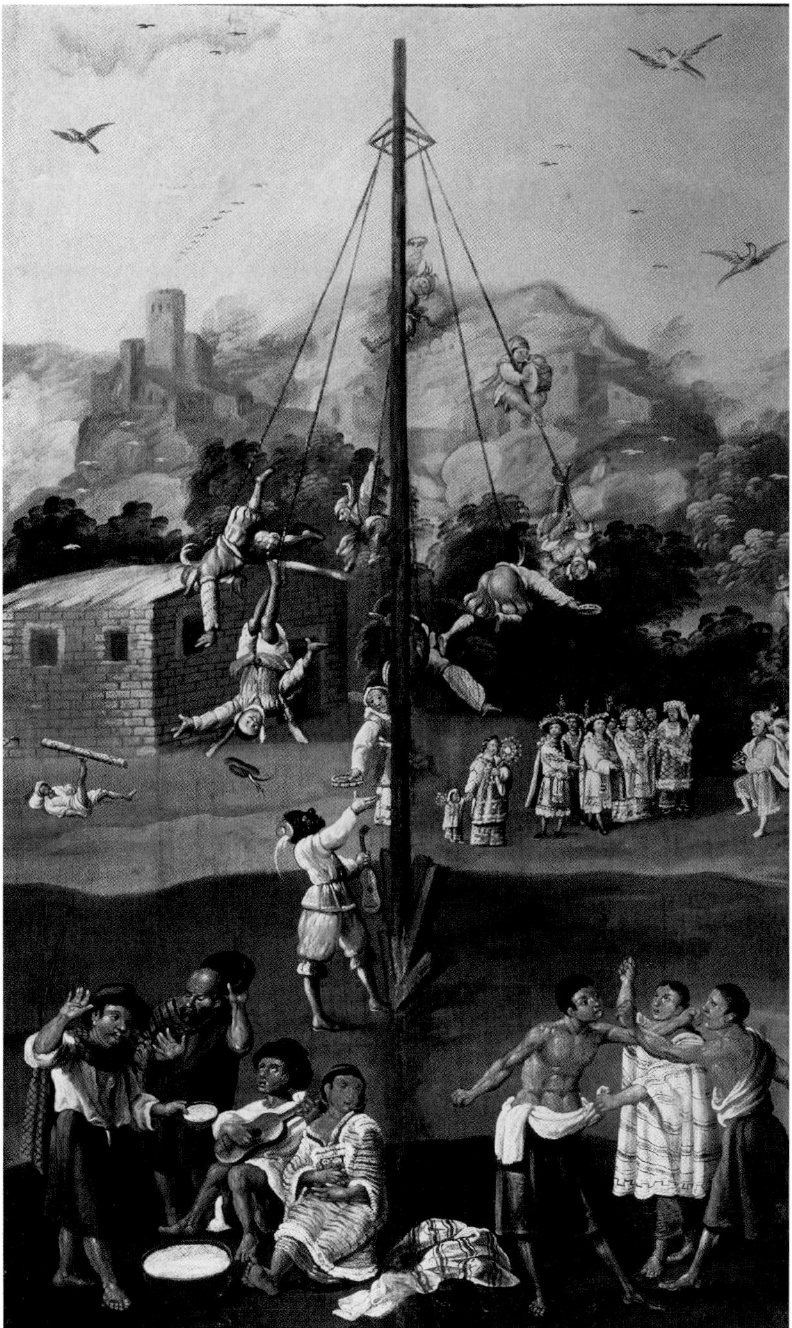

Das anonyme Gemälde mit dem Titel „El palo volador" (Museo de América, Madrid) in Neu-Spanien im 17. Jahrhundert, Teil einer zehnteiligen spanischen Wand, zeigt ein Dorffest mit typisch indigenen Vergnügungen.

konnten, war zweifellos von Vorteil. Rund zwei Jahrhunderte lang blieb die sogenannte *carrera de Indias* bestehen, auch wenn es zu sensationellen Überfällen kam, als etwa der Holländer Piet Heyn 1628 die aus Neuspanien kommende Silberflotte kaperte.

Trotz seiner Langlebigkeit waren die Defizite dieses Systems nicht zu übersehen und stießen immer wieder auf Kritik. Bereits im 17. Jahrhundert konnte die kriselnde spanische Wirtschaft die steigende Nachfrage aus den amerikanischen Kolonien kaum noch befriedigen. Die Konvois kamen nur unregelmäßig und das Warenangebot entsprach nicht den Wünschen der Kunden. Noch dazu handelte es sich häufig um überteuerte Waren, die gar nicht direkt von der Iberischen Halbinsel kamen. Diese verkam zunehmend zur Durchgangsstation für Re-Exporte. Der Silberexport nach Spanien – auch im 17. Jahrhundert noch der wichtigste Handelssektor –, der sich aus den Steuer- und Tributeinnahmen speiste, erlebte eine Krise. Das lag nicht nur an den Konvoiproblemen, sondern auch an den steigenden Verteidigungsausgaben in den Kolonien selbst.

Der Fortbestand des Systems basierte letztlich darauf, dass sich die Wirklichkeit des Handels ganz erheblich von den rigiden Vorgaben unterschied. So flexibilisierte man – wenn auch nur in eingeschränktem Maße – die Handelswege durch die Privilegierung etwa des La-Plata-Raumes (1602). Ferner wurde der Binnenhandel geduldet. Doch diese Liberalisierung blieb halbherzig und wurde oft wieder zurückgenommen. Daher entwickelte sich der Schmuggel allerorten als Ersatz für diese Versäumnisse. Grundlage dafür war, dass sich Kolonialbeamte aller Ränge und auch das Militär daran beteiligten. Der Schmuggel schuf in vielen Regionen die Voraussetzung für eine wachsende Selbstversorgung, die aufgrund der zunehmenden Schwäche Spaniens dringend nötig war.

Auch im portugiesischen Herrschaftsgebiet waren Schmuggel und andere Formen des Betrugs an der Tagesordnung. Hier zeichnete sich das Handelssystem jedoch von Beginn an durch größere Flexibilität aus und bot mehr Raum für unternehmerische Eigeninitiative. Einen Begleitschutz für die Handelsschiffe führten die Portugiesen erst Mitte des 17. Jahrhunderts ein, als die Bedrohung durch den holländischen Rivalen einsetzte. Die steigende Bedeutung der Zuckerplantagenwirtschaft in Brasilien führte zu einem Dreieckshandel im Südatlantik. So kamen europäische Waren nach Afrika, die dort gegen Sklaven eingetauscht wurden, welche wiederum nach Brasilien verschifft wurden.

Von dort fuhren die Schiffe mit Zucker und Tabak beladen zurück nach Portugal.

Im Lauf der Zeit beteiligten sich brasilianische Händler zunehmend auch direkt am Sklavenhandel mit Afrika. So erlebte die Wirtschaft in Brasilien einen Aufschwung, der allerdings durch die wachsende Konkurrenz der Zuckerplantagen der Engländer, Franzosen und Holländer in der Karibik schon bald empfindlich gestört werden sollte. Gegen Ende des 17. Jahrhunderts lösten die Edelmetallfunde in der Provinz Minas Gerais eine erneute Hochkonjunktur aus, mit welcher der Aufstieg Rio de Janeiros als Umschlagplatz einherging.

In wirtschaftlicher Hinsicht wich die amerikanische Wirklichkeit also stark von den Idealvorstellungen der europäischen Mutterländer ab. Dadurch konnten sich in Amerika eigenständige Entwicklungen durchsetzen. Es entstanden Märkte unterschiedlicher Größe je nach regionalem Kontext. Beliefert wurden sie entweder von indigenen Landwirten oder vom mittelständigen *rancho* mit Ackerbau und Viehhaltung beziehungsweise dem in diesen Jahrzehnten expandierenden Großgrundbesitz (*hacienda* und *estancia*). Sogar im verarbeitenden Sektor ließen sich solche Ansätze erkennen. Berühmt waren die Textilhersteller (*obrajes*) von Quito. Kapital- und arbeitsintensive Plantagen entstanden nun auch in Guatemala, Venezuela oder Neu-Granada, in erster Linie aber in der Karibik und in Brasilien. Sie produzierten tropische Produkte wie Zucker, Tabak, Kakao und Indigo, deren Markt in Europa beständig wuchs. In den amerikanischen Kolonien kam es im Gegensatz zu Europa in diesem Zeitraum deutlich seltener zu Hungerkrisen, da das Lebensmittelangebot fast immer ausreichend war.

Innerhalb Amerikas entwickelte sich ein florierender, wenn auch verbotener Handel entlang der Westküste mit einem Zentrum im neuspanischen Acapulco. Luxusgüter aus China verschiffte man von dort weiter nach Süden: von Quito ging es über Peru bis nach Chile. Ein Dreieckshandel entwickelte sich nun auch in der Karibik: zwischen Neu-Spanien, der Nordküste Südamerikas und den Antilleninseln. In Südamerika mauserte sich das Schmugglernest Buenos Aires zum Zentrum eines Handelssystems, das Afrika mit Südamerika verband und bis in die Zentren des Vizekönigreichs Peru reichte. In diesem Zeitraum veränderten sich die Marktbedingungen und Konsumgewohnheiten. Auch wegen der Konkurrenz aus Europa und den Profitinteressen der kreolischen Eliten und der Kolonialbeamten bestanden die

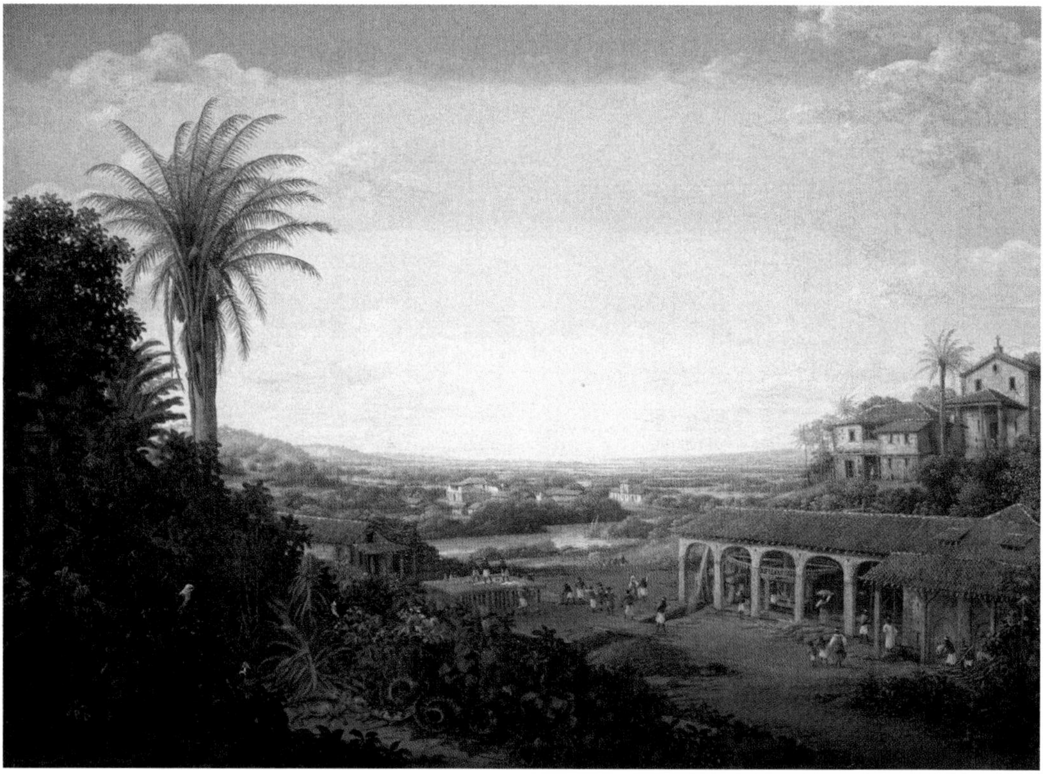

Dieses Gemälde des holländischen Künstlers Frans Post zeigt eine typische brasilianische Zuckerplantage mit Herrenhaus und Verarbeitungsanlagen (*engenho*). Es entstand um 1660 zur Zeit der holländischen Besatzung von Pernambuco.

Monopolansprüche der iberischen Kronen im 17. Jahrhundert nur noch auf dem Papier.

Obwohl die eigenständigen Entwicklungen in Amerika die Basis für Aufschwung und Wohlstand waren, so kann andererseits nicht davon die Rede sein, dass sich die Kolonien vollständig abgekoppelt hätten. Die Veränderungen ergaben sich aus der Interaktion des offiziellen und inoffiziellen transatlantischen Handels- und Wirtschaftssystems mit den vielfältigen Formen von illegalem oder halblegalem Handel.

Rivalität der Mächte

Die Unterwanderung der iberischen Monopolansprüche sorgte zunehmend für Konflikte. Einerseits verschärften sich die Spannungen zwischen Spanien und Portugal, nachdem die Personalunion 1640 mit dem Aufstieg der Dynastie der Braganza beendet war. Die Portugiesen legten daraufhin einen starken Expansionsdrang an den Tag. Zahlreiche Differenzen ergaben sich im schwer zugänglichen und wenig bekannten Grenzgebiet zwischen den Herrschaftsbereichen.

Andererseits setzten sich die kolonialen Auseinandersetzungen mit den europäischen Rivalen fort. Die Niederlande, England und Frankreich forderten die Iberer im Lauf des 17. Jahrhundert wiederholt erfolgreich heraus. Das war ein Zeichen für die rasch steigende Bedeutung der Kolonialherrschaft sowohl in handelspolitischer Hinsicht als auch als Prestigefaktor, denn Kolonialbesitz im reichen Amerika gehörte zunehmend zum guten Ton.

In der ersten Jahrhunderthälfte gelang es den Holländern, sich in Amerika festzusetzen. Phasenweise waren sie insbesondere in Brasilien (1637–1654) aktiv und übernahmen dort eine dominierende Rolle. Die Verwicklung in die europäischen Kriege ab 1652 brachte den Niedergang des holländischen Brasilien-Engagements mit sich.

Im karibischen Raum konnten sich die Niederländer jedoch halten. Die Karibikinseln boten ausreichend Unterschlupf für Piraten aus aller Herren Länder. Durch die stillschweigende Duldung der spanischen Kolonialbeamten entstanden hier Schmuggelzentren, die sich später auf Grundlage der Plantagenwirtschaft in regelrechte Kolonien verwandelten. So nahmen die Franzosen ab 1635 die Inseln Martinique, Guadeloupe und Dominica und einige Zeit später auch den Westteil Hispaniolas, das spätere Haiti, in Besitz. Kardinal Richelieus ambitionierte Kolonialpolitik trug Früchte. In England verfolgte der Lordprotektor Cromwell 1654 mit seinem *Western Design* ein ähnliches Projekt, jedoch konnten sich die Engländer zunächst nur auf Jamaika und punktuell an der zentralamerikanischen Ostküste behaupten. Selbst Dänen, Brandenburger und sogar Bayern bemühten sich um karibischen Kolonialbesitz, um am lukrativen Handel mit Zucker, Tabak und Sklaven teilzuhaben. Da Piratenüberfälle an der Tagesordnung waren, blieb die Karibik ein Krisengebiet. Die Spanier konnten diesem Treiben wenig entgegensetzen angesichts der riesigen Küstenlinien und der notorisch unterbesetzten Verteidigung.

Erste Reformen

Die problematische internationale Lage sollte sich auch im 18. Jahrhundert nicht wesentlich verändern. Dennoch wurde das Jahr 1700 zu einem Wendepunkt für die amerikanischen Reiche. Das Ende der Habsburger-Dynastie brachte mit dem Bourbonen Philipp V. (1700–1746) einen Enkel Ludwigs XIV. auf den Thron. Aus Frankreich brachte er die Vorstellungen des aufgeklärten Absolutismus mit und entwickelte ein Reformprojekt, das die Macht des Königs sowohl im Mutterland als auch in den Kolonien stärken sollte. Auch die Geschichte Brasiliens stand im neuen Jahrhundert im Zeichen des Wandels. Dank der Edelmetallfunde im Hinterland erlebte man hier geradezu ein goldenes Zeitalter. Die amerikanischen Besitzungen stiegen zum wichtigsten Teil des portugiesischen Weltreichs auf.

Im Allgemeinen wuchs die Bevölkerung im 18. Jahrhundert deutlich. In vielen Regionen erlebte die Wirtschaft daher einen Aufschwung, der auch auf den Anstieg der europäischen Nachfrage zurückzuführen war. Markt- und Geldwirtschaft setzten sich im spanischen Amerika nun flächendeckend auch in den Regionen durch, die nicht direkt in das transatlantische Handelssystem eingebunden waren. Der Tauschhandel verlor demgegenüber an Bedeutung. Große Vermögen konnten durch diese wirtschaftlichen Entwicklungen entstehen, und Chancen zum sozialen Aufstieg eröffneten sich. Gleichzeitig verschlechterte sich vielerorts die soziale Lage der großen Masse der Bevölkerung durch die demografische Gesamtentwicklung. Wachsende Steuerlasten und die Expansion der Hacienda verstärkten den Druck.

Auch die Reformpolitik der Krone verschärfte vielerorts die Probleme. Nach Ende des Spanischen Erbfolgekrieges (1701–1713/14) begann eine Reformpolitik, die man in kleinen Schritten zunächst im Mutterland durchsetzen und dann auf die Kolonien übertragen wollte. Dies erschien dringend notwendig, weil der Schmuggel den Kapitalzufluss empfindlich einschränkte. Darüber hinaus geriet der legale Handel immer mehr in ausländische Hände. Spanien stieg zur Durchgangsstation für Edelmetalle aus der Neuen Welt ab. Offensichtlich wurde dies vor allem durch den Frieden von Utrecht 1713, der England Privilegien im Handel mit Hispanoamerika zugestand.

Die ersten konkreten Reformmaßnahmen zielten darauf ab, die Kolonien der direkten Kontrolle durch den König beziehungsweise eine ihm direkt verpflichtete Beamtenschaft zu unterwerfen. Die Kosten der Verwaltung sollten gesenkt und die Einnahmen erhöht werden. Auch dem Schmuggel wurde der Kampf angesagt. Im nördlichen Südamerika schuf man mit dem Vizekönigreich Neu-Granada (1717) neue Verwaltungsstrukturen, um die riesigen Gebiete besser regierbar zu machen. Die Krone intensivierte ihre militärischen Anstrengungen beispielsweise beim Schutz der Seewege. Erstmals ließ sie private Handelskompanien wie die baskische Gesellschaft „Guipuzcoana" in Venezuela (1728) zur Teilnahme an Handel und Schifffahrt zu. Viele dieser Maßnahmen waren jedoch in dieser frühen Phase noch halbherzig und wurden teilweise sogar nach kurzer Zeit wieder rückgängig gemacht.

Die Schwäche der iberischen Mächte offenbarte sich während der vielen europäischen Kriege des 18. Jahrhunderts, deren Schauplätze oft auch in den amerikanischen Kolonien lagen. Die spanische Krone bemühte sich durch Sondergesandte und Bestandsaufnahmen einen Überblick über die Probleme und den Zustand der Kolonien zu bekommen. Die Ergebnisse waren besorgniserregend: Eindringlich beschrieben die eingehenden Berichte die fatale militärische Schwäche der Kolonien, die schlechte Behandlung der indigenen Bevölkerung, die Missstände in der Kirche, die allseits anzutreffende Korruption und die Verachtung gegenüber den Europa-Spaniern. Philipps Nachfolger Ferdinand VI. (1746–1759) trat seine Amtszeit mit neuem Reformelan an, um vor allem die wirtschaftliche Ausbeutung Amerikas effektiver zu gestalten. So setzte man Reformen im Flottensystem um, und die Ausweitung der Handelsfreiheit wurde intensiver diskutiert denn je. Allerdings blieb der Widerstand der vom Handelsmonopol profitierenden Großhandelskreise in Cádiz und Mexiko sehr stark.

Die Reformpolitik unter Karl III. und Marqués de Pombal

Ihren Höhepunkt erlebte die spanische Reformpolitik unter König Karl III. (1759–1788). Zum Zeitpunkt seines Regierungsantritts herrschte der Siebenjährige Krieg. Karl machte den Fehler, noch im August 1761 an die Seite Frankreichs zu treten. Die vernichtende Niederlage gegen England machte sich nicht zuletzt in Amerika bemerkbar, wo Havanna, die am stärksten befestigte Stadt des Kolonialreichs, in die Hände der Briten fiel. Als Folge dieser Krise intensivierte die Krone ihre Reformbemühungen. Die Konsequenzen sollten dieses Mal so weitreichend sein, dass das Diktum von der „zweiten Conquista" Amerikas aufkam.

Im Sinne der spanischen Aufklärung wollten Karl III. und seine Berater eine kontrollierte Reform durchführen. Das Ziel blieb die Steigerung der Erträge aus den *Indias*, für die sich nun auch in der Amtssprache die Bezeichnung „Kolonien" einbürgerte. Diese sollten Rohstoffe und Edelmetalle für das Mutterland liefern. Erneut gingen den Reformmaßnahmen Bestandsaufnahmen durch sogenannte Generalvisitationen voraus. Die daraufhin durchgesetzten Reformen waren weitreichend und betrafen die unterschiedlichsten Ebenen des gesellschaftlichen Lebens. Die Kirche etwa wollte man dem päpstlichen Einfluss entziehen. Dem standen aus Sicht der Krone die Jesuiten entgegen, die die Idee des Gottesgnadentums in Frage stellten und gerade in den Kolonien über große Macht verfügten. 1767 erfolgte die Ausweisung des Ordens aus den spanischen Herrschaftsgebieten.

Ein weiteres Kernziel war die Reform der Verteidigung. Zu diesem Zweck schuf man die Generalkapitanien in Venezuela (1777) und Chile (1778) sowie das neue Vizekönigreich am Río de la Plata (1777). Der Ausbau der Befestigungsanlagen an kritischen Orten wie Panama, Havanna, Cartagena, Callao oder Guayaquil wurde ebenfalls mit Nachdruck betrieben. Auch die Truppenstärke in Amerika sollte erhöht werden. Daher hob man neue Milizverbände aus, in denen auch *Castas* dienen durften. Bezahlen mussten diese Maßnahmen die Amerikaner selbst: durch massive Steuererhöhungen. Noch dazu ließ die Krone die Steuern nun effektiver eintreiben. Die Einführung neuer Techniken im Bergbau und die Liberalisierung des Handels wirkte sich sowohl interkolonial als auch überseeisch aus. Das Monopol von Cádiz fand 1765 ein Ende, jedoch blieben dem Freihandel enge Grenzen gesetzt. Insgesamt führten die Maßnahmen zu einer starken Zunahme des Handelsvolumens.

Eine weitere wichtige Reformebene war die umfassende Umstrukturierung der Verwaltung. Der Ämterverkauf wurde abgeschafft, was nicht zuletzt auf dem Misstrauen gegenüber den Kreolen gründete. Beamte aus Spanien kamen in zunehmender Zahl in die Kolonien, überschwemmten diese förmlich. Das zentrale Element war das neue Intendantensystem, das die Krone nach französischem Vorbild ab 1764 einführte. Der Intendant bildete nun ein direktes Bindeglied zwischen Lokalverwaltung und Zentralgewalt, war er doch unmittelbar der Krone verantwortlich.

Auch in Brasilien kam es im 18. Jahrhundert zu einer umfassenden Reformpolitik. Der portugiesische Premierminister Marqués de Pombal (1756–1777) prägte sie wie kein anderer. Zunächst ging es ihm um den Abbau der seit dem sogenannten Methuen-Vertrag von 1703 bestehenden Abhängigkeit von England. Maßnahmen in Militär, Handel, Verwaltung und Wirtschaft, die Erhöhung von Steuern und die Vertreibung der Jesuiten waren denen der Spanier sehr ähnlich. Bei näherer Betrachtung werden jedoch Unterschiede deutlich. Die geringe Bevölkerungsdichte war ein Grundproblem Brasiliens, daher setzte man auf eine planmäßige Besiedelung der dünn oder nicht besiedelten Gebiete, in deren Zuge die Legitimierung unehelicher Kinder vereinfacht, Konkubinate geduldet und Verbindungen mit Indigenen gefördert wurden. Zur effektiveren Kontrolle der Bevölkerung entstanden neue und größere verwaltungstechnische Einheiten, und der Sitz der Hauptstadt wurde 1763 nach Rio de Janeiro verlegt. Das entsprach der durch den Goldboom gewachsenen Bedeutung der südlichen Landesteile. Stärker als den spanischen Nachbarn gelang es den portugiesischen Reformern, die Strukturen der Kolonie zu konzentrieren.

Zweifellos stellten die bourbonischen und pombalinischen Reformen einen tief greifenden Einschnitt in der Kolonialpolitik dar. Nicht alle erhofften Ziele konnten damit erreicht werden. Zwar belebte sich das Wirtschaftsleben durchaus, doch war dies nicht nur auf die Reformen zurückzuführen. Wichtiger für den Erfolg waren die durch das Bevölkerungswachstum sinkenden Arbeitskosten in Amerika und die stetig ansteigende Nachfrage in Europa. Der auf der Iberischen Halbinsel erhoffte Gewinnzufluss stellte sich ebenfalls nur eingeschränkt ein, denn die Finanzierung der Verteidigungsmaßnahmen verschlang einen Großteil dieser Gewinne gleich wieder. In sozialer Hinsicht vertiefte sich die Kluft zwischen Arm und Reich weiter. Auf dem internationalen Parkett gelang es weder den Spaniern noch den Portugiesen, sich gegen die europäischen Rivalen durchzusetzen. Diese letztlich wenig positive Bilanz war auch auf die kurze Dauer der Reformphase zurückzuführen. Der kolonialpolitische Reformeifer kam nach dem Sturz Pombals 1777 und dem Tod Karls III. 1788 zum Erliegen.

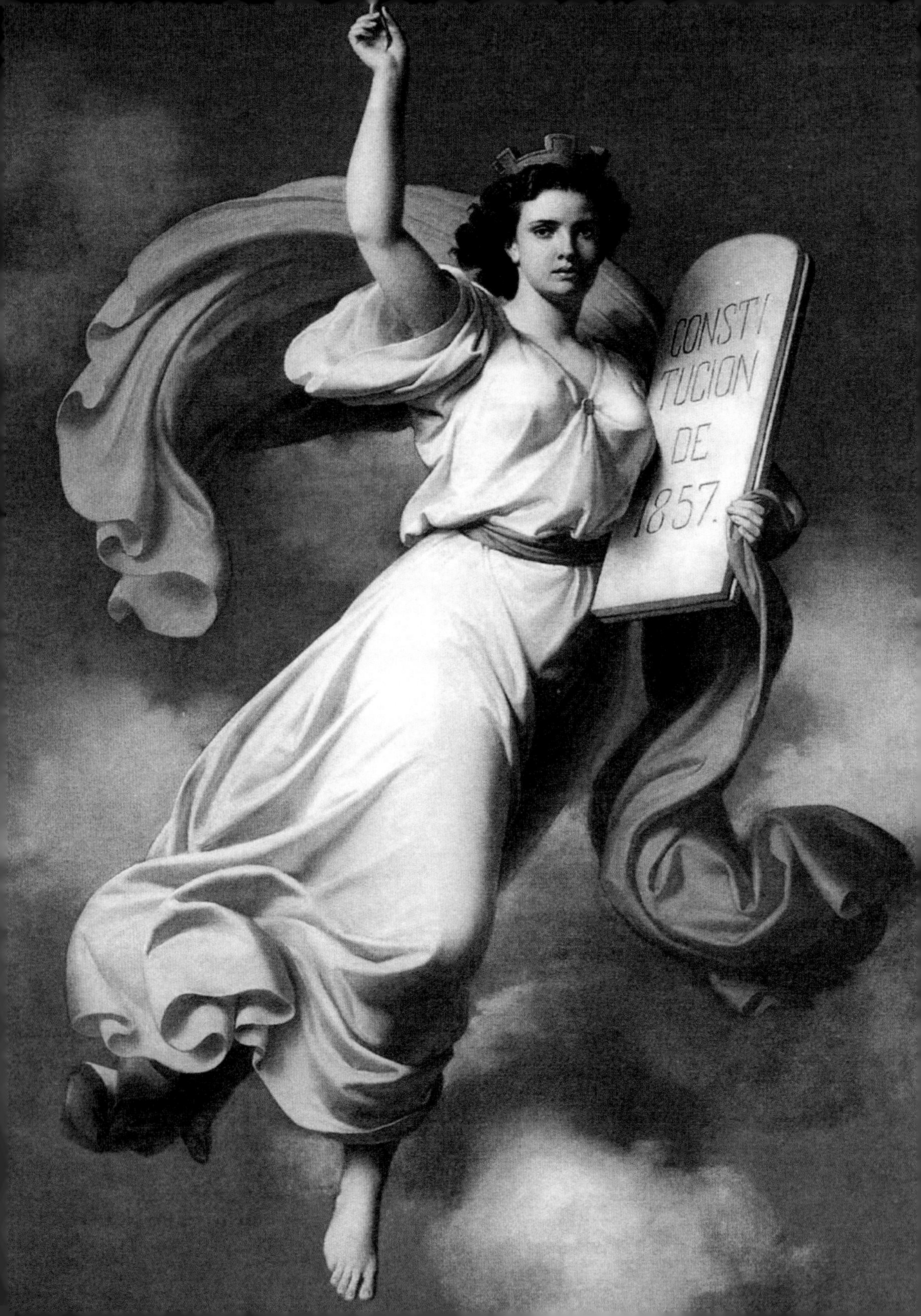
CONSTI
TUCION
DE
1857.

Unabhängigkeiten und Abhängigkeiten: Das 19. Jahrhundert

Die Schwierigkeiten bei der Umsetzung der weitgesteckten Reformziele waren nicht nur auf das Nachlassen des Reformeifers und die Probleme in den Mutterländern zurückzuführen. Trotz der Machtansprüche des aufgeklärten Absolutismus blieb das Regieren im fernen Amerika ein Aushandlungsprozess mit den Akteuren vor Ort.

Von der Krise zur Unabhängigkeit (1760–1830)

Die Haltung gegenüber der Reformpolitik im 18. Jahrhundert blieb unter den amerikanischen Oberschichten uneinheitlich. Teile der kreolischen Eliten begrüßten bestimmte Maßnahmen der Krone durchaus. Die Einschränkung der eigenen Autonomie jedoch, die sich mit der neuen Politik verband, lehnte man insgesamt ab. Die in Amerika Geborenen, die zahlenmäßig immer stärker wurden und für Reformen etwa im Verteidigungswesen zahlen mussten, beanspruchten Rechte und forderten Mitsprache bei politischen Entscheidungen. So stellte sich die Reformpolitik, die die Kolonialherrschaft ursprünglich stärken sollte, letztendlich als kontraproduktiv heraus. Sie trug im Ergebnis dazu bei, das Ende dieser Herrschaft vorzubereiten, da sie den Widerstandswillen und das Selbstbewusstsein der Kreolen herausforderte.

Der mexikanische Maler Petronilo Monroy schuf 1857 dieses Bildnis zur Verherrlichung der neuen Verfassung seines Landes. Staatsbildung und Verfassungsgebung prägten das „lange" 19. Jahrhundert in Lateinamerika.

Das neue Selbstbewusstsein der Kreolen

Neben den Reformen trugen weitere Faktoren dazu bei, ein Klima der Unzufriedenheit in Amerika zu schaffen. So wandelte sich das Denken der Eliten im 18. Jahrhundert nachhaltig. Dieser Wandel speiste sich einerseits aus den älteren Traditionen des Naturrechts und der Spätscholastik. Letztere ging von einem Vertrag zwischen König und Volk aus, der die Untertanen nur solange zum Gehorsam gegenüber dem Herrscher verpflichtete, wie dieser seine Pflichten ihnen gegenüber erfüllte. Andererseits waren die Ideen der Aufklärung eine wichtige Quelle des geistigen Wandels. Mit ihnen veränderten sich die Vorstellungen von Wissenschaft und Kultur tief greifend. Dabei unterschied sich die spanische Aufklärung von anderen westeuropäischen Varianten darin, dass sie besonderen Wert auf nützliches Wissen legte. Das neue Denken verbreitete sich in den Kolonien nicht zuletzt durch gelehrte Reisende, vor allen anderen Alexander von Humboldt (1799–1804), der als „zweiter Entdecker Amerikas" bezeichnet wurde. An den Expeditionen der europäischen Wissenschaftler nahmen nun auch gelehrte Kreolen teil und erkannten den potenziellen Wert und Reichtum der eigenen Region, der *patria*.

Überall in den Kolonien entstanden patriotische Gesellschaften. Sie forderten eine Neuausrichtung der Politik, welche die Interessen Amerikas stärker berücksichtigen sollte. Für ihre Kritik an der Kolonialpolitik nutzten sie in zunehmendem Maß die Presse, die rasch wuchs. Hauptkritikpunkte waren: die Benachteiligung der in Amerika Geborenen und die eingeschränkten Entwicklungsmöglichkeiten der amerikanischen Regionen. Insbesondere die Tatsache, dass Europa-Spanier bei der Besetzung hoher Ämter bevorzugt und Maßnahmen gegen den Ämterkauf in Angriff genommen wurden, gaben Anlass zu Klagen.

Überhaupt erfolgte eine Abgrenzung von Europa, wo viele Denker den Thesen des französischen Naturforschers Georges-Louis Leclerc, Comte de Buffon (1707–1788) folgend an die klimabedingte Degeneration der Neuen Welt glaubten. Stattdessen identifizierte man sich zunehmend mit der eigenen Region und auch mit dem Großraum Amerika. Trotz aller Kritik blieb die Verbindung zur europäischen Aufklärung eng, denn diese bildete die Grundlage dafür, dass man die herrschenden Zustände infrage stellte. Die kolonialen Eliten blieben also in einen atlantischen Kontext eingebunden, der sich zunehmend revolutionär gestaltete. Mit großem Interesse vernahm man die Neuigkeiten von den umwälzenden Ereignissen in den englischen Kolonien Nordamerikas und im Anschluss daran in Frankreich.

Rebellionen gegen die „zweite Conquista"

In den iberischen Kolonien kam es im letzten Drittel des 18. Jahrhunderts zu diversen Rebellionen. In der Regel handelte es sich dabei nur um lokale Abwehrreaktionen, bei denen man gegen die negativen sozialen und wirtschaftlichen Auswirkungen der Reformpolitik kämpfte. Dabei dominierten traditionelle Ordnungsvorstellungen. Gegen Ende des Jahrhunderts häuften sich diese Rebellionen und nahmen ein größeres Ausmaß an. Zumindest temporär kam es zu Allianzen über soziale und ethnische Grenzen hinweg. Insgesamt manifestierten diese Erhebungen den Grad der Unzufriedenheit in den Kolonien und das gestörte Verhältnis zu den Metropolen.

Bei den Aufständen im Gouvernement Caracas (1732–49) etwa wendeten sich kreolische Großgrundbesitzer gegen den Kontrollverlust und die Einkommenseinbußen. In Quito rebellierte man 1765 unter kreolischer Führung gegen die Reform des königlichen Branntweinmonopols und die neuen Steuern im Allgemeinen.

Ähnlich gelagert war die sogenannte *comuneros*-Revolte im Vizekönigreich Neu-Granada (1780/81–83). Zielscheibe war vor allem der Generalvisitator Juan Francisco Gutiérrez de Piñeres. Als unter den Rebellen jedoch sozialrevolutionäre Forderungen laut wurden, zogen sich die beteiligten Kreolen erschrocken zurück.

Die Erhebungen der Indigenen in Peru und Hochperu 1780/81 erschienen besonders bedrohlich, einerseits enthielten sie messianische Untertöne, andererseits richteten sie sich gegen die verschärfte Ausbeutung. Diese Revolte, die vom selbst ernannten Inka Túpac Amaru II. angeführte wurde, war besonders blutig und blieb lange Zeit im kollektiven Gedächtnis der Region haften. Auf die „weißen“ Eliten im Vizekönigreich Peru – ob Kreolen oder Europa-Spanier – wirkte sie wie ein Warnsignal. In der Folgezeit agierte man hier besonders vorsichtig, um einen erneuten indigenen Aufstand zu vermeiden. Eine ähnlich abschreckende Wirkung hatten Aufstände, an denen sich – wie in Brasilien oder Venezuela – gegen Ende des 18. Jahrhunderts Sklaven und freie Afroamerikaner beteiligten. Auch hier lernten die Eliten, ihre radikale Rhetorik zu mäßigen und einen Wandel nur vorsichtig und unter Beibehaltung der sozialen Ordnung anzustreben.

Die Revolution der Sklaven von Saint-Domingue und die Unabhängigkeit Haitis

Die Vorsicht der kreolischen Eliten war nicht zuletzt auf ein Ereignis zurückzuführen, das in den 1790er-Jahren die Region erschütterte: die Sklavenrevolution in Saint-Domingue. Seit 1750 hatte diese französische Kolonie enorm an Bedeutung gewonnen, sie diente als Produzentin von Zucker und Kaffee. Eine besonders brutale Ausprägung der Sklaverei ermöglichte hier die Erwirtschaftung hoher Profite. In sozialer Hinsicht zeichnete sich Saint-Domingue dadurch aus, dass ein starkes Missverhältnis zwischen Sklaven und freier Bevölkerung vorherrschte. Letztere umfassten sowohl Europastämmige als auch freie Afroamerikaner, die sogenannten *gens de couleur*. Am Vorabend der Revolution hatten sich die Gegensätze zwischen den und innerhalb der ethnischen Gruppen zugespitzt.

Der Ausbruch der Französischen Revolution führte zu einer ersten Welle des Aufstands in Saint-Domingue, die von Mitte 1789 bis Mitte 1791 währte. Dabei handelte es sich zunächst nur um Kämpfe unter den weißen Eliten. Bald breiteten sich diese jedoch aus, und mit den *gens de couleur* griff eine Bevölkerungsgruppe in das Geschehen ein, welche die herrschende „Rassenhierarchie" zu bedrohen schien. Zu diesem Zeitpunkt löste sich die staatliche Ordnung immer mehr auf. Alle Beteiligten versuchten die zunehmend chaotische Situation für sich auszunutzen. Dass sie damit die Position gegenüber den Sklaven, der breiten Masse der Inselbevölkerung, schwächten, nahmen die verfeindeten Gruppen billigend in Kauf.

Die Sklaverei an sich wollte die große Mehrheit der beteiligten Akteure – und zwar keineswegs nur die Weißen – bei allen Gegensätzen nicht antasten. Die Sklaven hatten zunächst kaum in die Ereignisse eingreifen können, doch blieben ihnen die Erschütterungen keineswegs verborgen. Hinzu kam die revolutionäre Gleichheitsrhetorik, die gerade die *gens de couleur* bemühten. Im August 1791 brach dann die Revolte der Sklaven mit voller Wucht aus. Im französischen Mutterland versuchte man indes erfolglos, die bedrohliche Situation durch das Entsenden von Zivilkommissionen in den Griff zu bekommen. Als sich die Französische Revolution 1792 radikalisierte und England und Spanien den Franzosen den Krieg erklärten, mischten sich zusätzlich noch internationale Akteure in die unübersichtliche Auseinandersetzung ein. In diesem Kontext gelang es den Sklaven, sich eine Machtposition zu erkämpfen, nicht zuletzt auch deshalb, weil die verfeindeten Fraktionen das Ausmaß der Bedrohung unterschätzt hatten. Der französische Kommissar Léger Félix Sonthonax reagierte am 29. August 1793 mit der Abschaffung der Sklaverei auf der Insel, einer Maßnahme, die der Nationalkonvent in Paris vor dem Hintergrund der Menschenrechtsdebatte später bestätigte (4. Februar 1794).

Im folgenden Jahrzehnt bis 1804 verloren die Fraktionen der Weißen zunehmend an Bedeutung, während sich der Konflikt zwischen den *gens de couleur* und den ehemaligen Sklaven weiter zuspitzte. Auch die Bedrohung durch die ausländischen Invasoren verstärkte sich zunehmend. In diesen Kontext fällt der Aufstieg des ehemaligen Sklaven François Dominique Toussaint L'Ouverture (um 1743–1803). Toussaint verstand es, die Gruppen der ehemaligen Sklaven zu vereinen und sowohl die Spanier als auch die Engländer zurückzuschlagen. Außerdem sorgte er für eine wirtschaftliche Erholung. Die Kommissare aus Paris manövrierte er ins politische Abseits. Nachdem er den Süden unterworfen hatte, der von den *gens de couleur* dominiert wurde, galt er als unumstrittener Herrscher der Insel Hispaniola. Im März 1801 ließ er sogar eine Verfassung für die Kolonie ausarbeiten, die ihn zum Gouverneur auf Lebenszeit machte.

Damit forderte er allerdings Napoleon Bonaparte, einen mächtigen Gegner, heraus. Napoleon wollte die reiche Zuckerinsel, die sich offiziell noch nicht von Frankreich losgesagt hatte, wieder unter seine Kontrolle bringen. Einem französischen Expeditionskorps gelang es 1802, Toussaint zu inhaftieren. Gegen den Versuch, die Sklaverei wiedereinzuführen, regte sich jedoch massiver Widerstand. Bereits 1803 mussten die Franzosen, deren Zahl durch eine Gelbfieberepidemie stark gesunken war, wieder abziehen. Zum neuen starken Mann stieg Jean-Jacques Dessalines (1758–1806) auf. Er erklärte am 1. Januar 1804 die Unabhängigkeit des Staates Haiti. Damit hatte man bewusst einen Namen aus der Sprache der Ureinwohner entlehnt.

Revolutionäre Anfänge in Hispanoamerika

Wenige Jahre später kam es auch in Hispanoamerika zu Unabhängigkeitsbewegungen. Indirekt gab es hier ebenfalls einen Bezug zur Französischen Revolution, denn diese verschärfte die Krise der iberischen Mutterländer. Deutliche Unterschiede gab es dabei zwischen den Kolonialreichen Spaniens und Portugals.

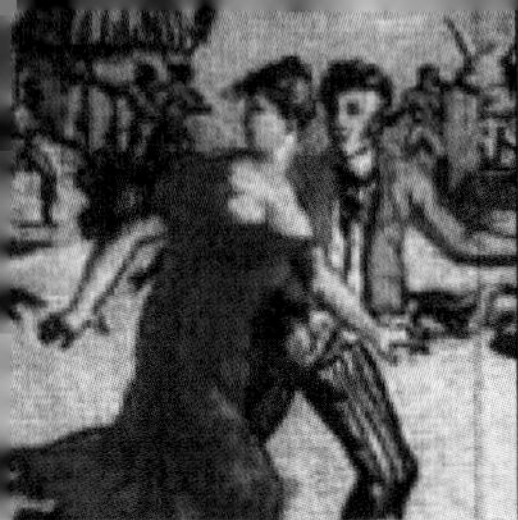

Auswirkungen der Sklavenrevolution

Auch in der damaligen Außenwahrnehmung galten die Ereignisse in Haiti zwischen 1789 und 1804 als echte Umwälzung, als echte Revolution. Die Verflechtungen der karibischen mit den europäischen Kämpfen waren den Zeitgenossen durchaus bewusst. Die Überwindung der Sklaverei war das Ergebnis, das am meisten Eindruck machte und die weitesten Auswirkungen nach sich zog, zeigte sich daran doch, dass ein Ende dieser scheinbar so tief verwurzelten Institution und damit auch radikale gesellschaftliche Veränderungen in Amerika möglich waren. Inmitten der karibischen Hochburg der Sklaverei war es gelungen, die Staatsbürgerschaft und die Menschenrechte über ethnische Grenzen hinweg durchzusetzen, auch wenn sich die praktische Umsetzung dieser Ideale als schwierig erwies. Damit wies die Revolution von Haiti weit über den karibischen, ja den atlantischen Raum hinaus und wurde entsprechend breit kommentiert. Die Ereignisse in Haiti trugen insbesondere für Sklaven in den Amerikas Signalcharakter. Diverse Rebellionen im karibischen Raum waren die Folge.

Die weitere Entwicklung fand jedoch unter schwierigen Vorzeichen statt. In Frankreich und in anderen Stätten ihres Exils machten die kreolischen Emigranten Stimmung gegen den neuen Staat, wobei es letztlich um handfeste wirtschaftliche Interessen ging. Eine Welle von Revisionsliteratur entstand. Insbesondere nach der Restauration der Bourbonen 1814/15 stiegen die Hoffnungen auf Rückeroberung oder wenigstens Entschädigung. Erst 1825 erkannte König Karl X. die Unabhängigkeit der ehemaligen Kolonie an und ließ sich diesen symbolischen Schritt teuer bezahlen.

Die Reaktionen der Sklavenhalter auf diese Revolution waren von Angst und Hass geprägt. Paradoxerweise trug die Sklavenrevolution von Haiti damit indirekt zur Festigung der Sklaverei in diesen Regionen bei. Das galt auch für zwei weitere Faktoren: Zum einen bedingte die Revolution eine massenhafte Migration von Pflanzern mit ihren Sklaven, ihrem Kapital und Know-how in andere karibische Kolonien; zum anderen begünstigte der Ausfall des Großproduzenten Saint-Domingue den Ausbau der Plantagenwirtschaft vor allem in Kuba und Jamaika, aber auch in Louisiana und Brasilien.

Eine höchst problematische Folge der Revolution von Saint-Domingue war darüber hinaus, dass die Sklavenbefreiung in den Köpfen vieler Zeitgenossen

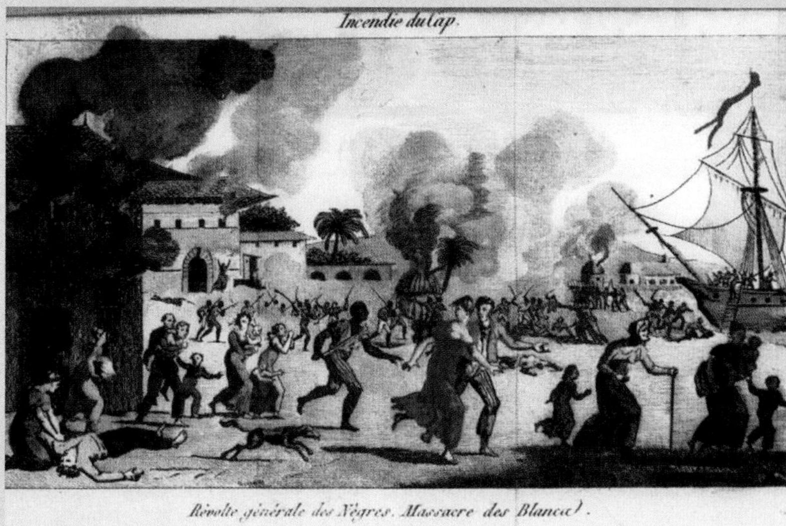
Incendie du Cap.
Révolte générale des Nègres. Massacre des Blancs.

Die Abbildung vom Brand Le Caps in diesem anonymen Pamphlet stammt aus der Zeit, in der die ehemaligen Pflanzer in Paris Lobbyarbeit für die Rückeroberung Saint-Domingues betrieben. Sie betont den als besonders bedrohlich empfundenen Aspekt der Gewalt gegen weiße Frauen, um den Leser emotional aufzurütteln. Bilder wie diese trugen zur Dämonisierung der Sklavenrevolution bei.

gleichgesetzt wurde mit Chaos, Anarchie und ungezügelter Grausamkeit und sich diese Vorstellung dort festsetzte. Bereits in den frühen 1790er-Jahren legten Augenzeugenberichte den Grundstein für dieses Negativbild, das dann von der Koloniallobby weiter gepflegt wurde. Netzwerke von Emigranten spannten sich zwischen Europa, Venezuela, Kuba, den USA und anderen Ländern, wo sie die öffentliche Meinung wesentlich beeinflussten. Die weißen Flüchtlinge stilisierten sich zu Märtyrern, ohne die eigene Verantwortung für die Gewaltpraktiken der Sklaverei oder die nicht weniger abscheulichen Exzesse der Gewalt im revolutionären Frankreich auch nur zu erwähnen.

Mit der Dämonisierung Haitis verband sich eine Grundsatzkritik an den Sklaveneigegnern und aufgeklärten Denkern, die man beide für das vermeintliche Chaos verantwortlich machte. Sozialer Wandel brachte Anarchie mit sich, so die Botschaft, die in anderer Form auch in der europäischen Kritik an der Französischen Revolution durchschlug. Die Rechtfertigung der Sklaverei durch die Verdammung der Sklavenrevolution lieferte somit einen Beitrag zur Entstehung konservativen Denkens im atlantischen Kontext. Unter den Kreolen im spanischen Kolonialreich – besonders den Karibikanrainern – vertieften sich die Sorgen aufgrund der sozialrevolutionären Entwicklungen, und ihre Bereitschaft, sich an Umstürzen zu beteiligen, sank. Bei den meisten Kreolen saß von nun an eine tiefe Angst vor einem „neuen Haiti". Die Sklavenrevolution wurde als prinzipielle Bedrohung der ethnischen Hierarchie dargestellt und hatte eine abschreckende Wirkung auf ganz Lateinamerika. ■

Im Fall Spaniens hatten sich die innenpolitischen Probleme unter Karl IV. (1788–1808) und dessen erstem Minister Manuel de Godoy verschlimmert. Auch die außenpolitische Lage hatte sich im Laufe des 18. Jahrhunderts nicht verbessert. Als Spanien in den 1790er-Jahren in die Revolutionskriege hineingezogen wurde, ging es weiter bergab. Der Gegensatz zu England bedrohte insbesondere das Kolonialreich. Den Tiefpunkt brachte die Seeschlacht von Trafalgar 1805, bei der die spanische Flotte versank.

Die Krise Spaniens zeigte sich auch in Übersee sehr deutlich. Am Río de la Plata besetzten englische Truppen 1806 Buenos Aires, doch kreolische Milizen konnten sie zurückgeschlagen. Der spanische Vizekönig war aus der Stadt geflohen, wodurch das Selbstbewusstsein der Kreolen wuchs, während das Vertrauen in den Schutz der Spanier verloren ging. Der negative Eindruck verstärkte sich durch die nur halbherzig durchgeführte Liberalisierung des Handels und die Veräußerung von Kirchenbesitz.

In der Folgezeit erreichte die Krise in Spanien ihren Höhepunkt. Ein Offiziersaufstand erzwang 1808 die Abdankung Karls IV. zugunsten seines Sohnes Ferdinand VII. Napoleon nutzte die Gelegenheit, um in Spanien einzumarschieren und beide Monarchen zum Thronverzicht zu zwingen. Seinen Bruder Joseph Bonaparte ließ er zum neuen König ausrufen. Womit er nicht gerechnet hatte, war die Reaktion der spanischen Bevölkerung, denn es kam zu einer regelrechten Volkserhebung. Zahlreiche lokale Juntas bildeten den Kern dieser Bewegung. Im September gründete sich in Sevilla eine Zentraljunta, die im Namen Ferdinands VII. zu regieren beanspruchte. Um die Kolonien auf die eigene Seite zu ziehen, zeigte sich die Zentraljunta diesen gegenüber zunächst entgegenkommend und kündigte die stärkere Einbindung der Kreolen an.

Damit weckten die Spanier in den Kolonien hohe Erwartungen auf mehr Gleichberechtigung. In Amerika standen große Bevölkerungsteile zunächst wie in Spanien treu zum Herrscher und waren bereit zum Kampf gegen die französischen Invasoren. Allerdings stellte sich die Frage, wie die Herrschaft in Abwesenheit des legitimen Königs gestaltet werden sollte. Darüber kam es vielerorts zum Streit, und in Städten wie Mexiko und Buenos Aires standen die unterschiedlichen Ansichten von Kreolen und Europa-Spaniern einander gegenüber.

Die kreolischen Stimmen pochten auf die alte vertragsrechtliche Position, wonach bei Abwesenheit des Monarchen die Souveränität an das Volk zurückfalle. Daher bildeten einflussreiche Kreolen nun eigene Juntas wie etwa in Quito und Hochperu, wo man die spanischen Beamten absetzte und wie in Europa autonom, wenn auch im Namen des Königs regieren wollte. Die *audiencias* schlugen diese Bestrebungen mit Waffengewalt nieder, konnten die Radikalisierung dieser Bewegung jedoch nicht aufhalten. Die Invasion der Franzosen hatte Schockwirkung: Sie brachte das Protestpotenzial zur Entladung, das sich durch die Frustration über die Kolonialpolitik seit Langem angestaut hatte.

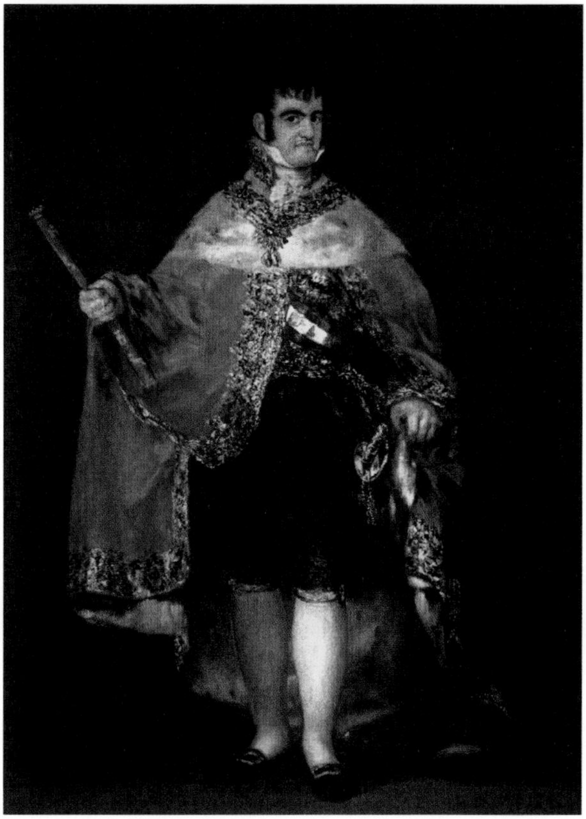

König Ferdinand VII. – hier das Porträt Goyas – auf dem Höhepunkt seiner Macht 1814. Ferdinands reaktionäre Haltung trug maßgeblich zum Erfolg der Unabhängigkeit bei.

1810 berief man in Cádiz die alten Reichsstände, die *cortes*, zusammen. Auch kreolische Delegierte waren zur Teilnahme aufgefordert, sie waren durch Wahlen in den amerikanischen Kolonien ermittelt worden. Das waren weitreichende Schritte, jedoch gab es Grund zur Unzufriedenheit aufseiten der Kreolen, denn den bevölkerungsreichen Kolonien wurde nur ein Bruchteil der Mandate zugewiesen, welche die Europa-Spanier für sich beanspruchten. Die von den Kreolen geforderte politische Gleichberechtigung und Liberalisierung des Handels ließ sich daher nicht durchsetzen. Auch die in Europa viel bejubelte Verfassung von Cádiz von 1812 enttäuschte die kreolischen Beobachter. Immerhin wurden auf ihrer Grundlage ab 1813 Wahlen abgehalten. Eine neue verfassungsmäßige Ordnung trat damit zumindest in einigen Regionen tatsächlich in Kraft, jedoch währte sie nur kurz, denn als Ferdinand VII. 1814 auf den Thron zurückkehrte, hob er die Verfassung sofort auf.

Die Ereignisse in den Kolonien hatten sich zu diesem Zeitpunkt bereits verselbstständigt. Die Wege zur Unabhängigkeit waren keineswegs geradlinig, vielmehr verliefen sie in zwei Phasen. Die erste Phase, die sich zwischen 1810 und 1816 abspielte, war geprägt durch die Unabhängigkeitserklärungen der kreolischen Oberschichten in zahlreichen Regionen. So entfaltete sich in Neu-Spanien ab 1810 ein Aufstand, angeführt von den beiden Geistlichen Miguel Hidalgo und José María Morelos, dem sich die ländlichen Massen anschlossen. Dabei verbanden sich sozialrevolutionäre Ziele mit traditionellen Vorstellungen wie dem Erhalt korporativer Privilegien insbesondere für die Kirche. Bei den kreolischen Oberschichten in den Städten genoss die Bewegung wenig Sympathie, da sie deren Status bedrohte. Dementsprechend konnte sie sich auch nicht durchsetzen. Hidalgo wurde bereits 1811 hingerichtet, und vier Jahre später ereilte seinen Nachfolger Morelos dasselbe Schicksal. Damit war der sozialrevolutionär inspirierte Kampf um die Unabhängigkeit Neu-Spaniens 1815 am Ende.

In Venezuela beeinflussten die ausgeprägten Regionalismen und die sozialen Spannungen die revolutionären Entwicklungen zwischen 1809 und 1815. Anfangs handelte es sich um eine defensiv ausgerichtete politische Revolution seitens der weißen Oberschicht, die eine Sozialrevolution fürchtete. Allerdings verselbstständigten sich die Ereignisse, und 1811 wurde formell die Unabhängigkeit ausgerufen. Dem unabhängigen Staat mangelte es jedoch an weitsichtigen Politikern: Die kleine Oberschicht der Landbesitzer war nur daran interessiert, ihren Führungsstatus zu erhalten. Eine Berücksichtigung der nicht privilegierten Bevölkerungsgruppen kam für sie nicht in Frage. Zwei Anläufe zu republikanischen Experimenten scheiterten hier in kurzer Zeit. Daran konnten zunächst auch die militärischen Aktionen des jungen Simón Bolívar (1783–1830) nichts ändern.

Die regionalistischen Strömungen waren auch für das Scheitern der ersten Republik im benachbarten Neu-Granada verantwortlich. Die Sorge vor einer Sozialrevolution war hier weniger stark ausgeprägt als in Venezuela, und nichtweiße Bevölkerungsgruppen griffen als Soldaten aktiv in die Kämpfe ein. Doch nur in der Hafenstadt Cartagena gewannen sie bestimmenden Einfluss.

Im Wesentlichen agierten in Neu-Granada drei in sich keineswegs homogene Kriegsparteien: die Föderalisten, die Zentralisten und die Königstreuen. Das Fehlen einer gemeinsamen politischen Vision bereitete der spanischen Rückeroberung den Weg. Der revolutionäre Funke war damit aber noch lange nicht erloschen.

Noch kurzlebiger als beim nördlichen Nachbarn erwies sich das Experiment regionaler Autonomie in Quito. Ähnlich wie in Venezuela wollten die kreolischen Führungsschichten das Machtvakuum für die eigenen Interessen nutzen. Angesichts des starken indigenen Bevölkerungselements wollte man auch hier die sozialen Hierarchien nicht antasten. Selbst in politischer Hinsicht blieb man sehr zurückhaltend und vollzog nicht einmal den endgültigen Bruch mit Spanien. Konflikte innerhalb der Elite kamen hinzu, sodass die spanische Rückeroberung 1812 leichtes Spiel hatte.

Im Generalkapitanat Chile ergaben sich zwischen 1810 und 1814 ähnliche Konstellationen. Der Wille zum Wandel beschränkte sich auf einzelne Städte und deren Führungsschichten. Die Stadträte spielten die Hauptrolle bei den Ereignissen, weshalb die Einrichtung einer zentralen Junta im September 1810 unter einem schlechten Stern stand. Unklar blieben die politischen Ziele: Statt vollständiger Unabhängigkeit strebten die meisten Akteure lediglich die Autonomie an. Als die Royalisten 1813/14 vom Sitz des Vizekönigs in Lima aus zurückschlugen, waren die halbherzigen Experimente schnell zum Scheitern verurteilt, und die traditionelle Ordnung wurde wiederhergestellt.

Erfolgreicher war die Unabhängigkeitsbewegung am Río de la Plata. Obwohl dieser Schritt hier nicht wieder rückgängig gemacht wurde, waren die von der Hafenstadt Buenos Aires ausgehenden Entwicklungen nicht frei von Schwierigkeiten. Auch hier wollten die regierenden Eliten die gesellschaftliche Ordnung möglichst aufrechterhalten. Zudem wollten sie ihre Vorherrschaft über das Hinterland beibehalten, die Buenos Aires seit der Errichtung des Vizekönigreichs innehatte. Das provozierte nach 1810 Konflikte zwischen den Provinzen, die sich eifersüchtig voneinander abgrenzten. Das seit 1811 unabhängige Paraguay unter José Gaspar de Francia (1766–1840) etwa verfolgte ganz anders gelagerte wirtschaftliche Interessen. Andernorts unterschieden sich die politischen Vorstellungen, oder es bestanden persönliche Rivalitäten zwischen Caudillos. So war es kein Wunder, dass man Hochperu 1816 an die peruanischen Monarchisten verlor und dass die *Banda Oriental*, das spätere Uruguay, 1816/17 an Portugal fiel. Auch in den anderen Provinzen zeigte sich ein Selbstbehauptungswillen, der sich nicht nur gegen die alte Kolonialmacht, sondern auch gegen die Hauptstadt richtete.

Zweifellos war die erste Phase der Unabhängigkeitsbewegung in Hispanoamerika auf den ersten Blick alles andere als erfolgreich. Immerhin hatten die kreolischen Patrioten den Wechsel von Monarchie

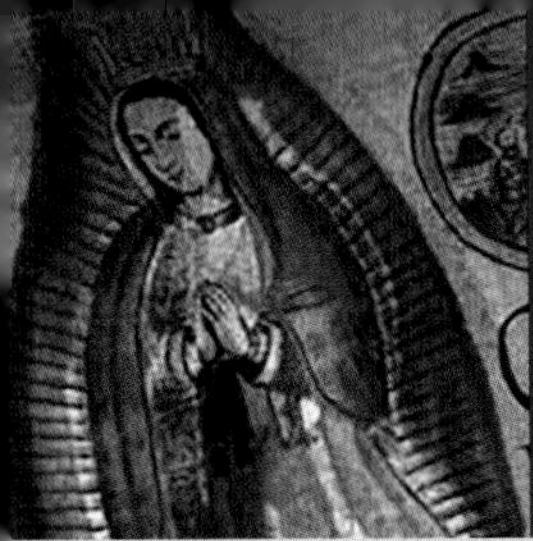

Die Jungfrau von Guadalupe

Seit der Kolonialisierung spielte die Marienfrömmigkeit eine wichtige Rolle im religiösen Leben Lateinamerikas. Dabei integrierte die katholische Kirche erfolgreich indigene Kulte und Riten. Das vielleicht berühmteste Beispiel ist das mexikanische Nationalheiligtum der Jungfrau von Guadalupe. In Gestalt einer Indigenen soll die Jungfrau Maria im Dezember 1531 dem Nahua Juan Diego in Cuauhtitlán erschienen sein, dem Ort, an dem traditionell die aztekische Erdmutter Tonantzin angebetet wurde.

Um 1600 erkannten einige mexikanische Kleriker die Möglichkeiten, die in einer Verbreiterung der Marienverehrung von Tepeyac lagen, um die ethisch heterogene Bevölkerung enger zusammenzubinden. Der Kult begann im 17. Jahrhundert und war eine rein amerikanische Angelgenheit, an der sich sowohl Kreolen, als auch Indigene beteiligten. Als die Stadt Mexiko zwischen 1629 und 1634 mehrfach von Flutkatastrophen bedroht war, wurde der Jungfrau von Guadalupe die Rettung zugeschrieben. Sie wurde nun bewusst als original mexikanische Marienerscheinung gedeutet. Ab 1665 ließ das örtliche Domkapitel die Wundertaten der Jungfrau dokumentieren. Dreißig Jahre später sammelten wohlhabende Kreolen genügend Geld für eine neue Weihestätte, die dann 1704 vollendet und „Basilika unserer Jungfrau von Guadalupe" genannt wurde. Nach einer katastrophalen Epidemie 1736 wurde sie offiziell zur Schutzpatronin der Stadt Mexiko erklärt. Im Laufe des 18. Jahrhunderts entwickelte sie sich zur Schutzpatronin für ganz Neu-Spanien.

Während der frühen revolutionären Ereignisse bediente sich vor allem der Priester Hidalgo ihrer als Symbol. In seiner berühmten Ansprache vom September 1810, dem sogenannten *Grito de Dolores*, ließ er die Jungfrau von Guadalupe und die Religion hochleben und verwünschte die schlechte Regierung sowie die Europa-Spanier. Die Patronin Neu-Spaniens war einerseits Symbol für den Patriotismus der Kreolen und sprach andererseits die nicht-privilegierten Schichten gleichermaßen an. Der symbolische Brückenschlag zwischen Kreolen und Indigenen über diese Form der Marienverehrung gelang allerdings nur kurzzeitig. Er endete, als den kreolischen Oberschichten klar wurde, dass die Indigenen eine eigenständige Interpretation der christlichen Symbole an den Tag legten und dass damit die Gefahr verbunden war, die Mobilisierung zu verselbstständigen. ■

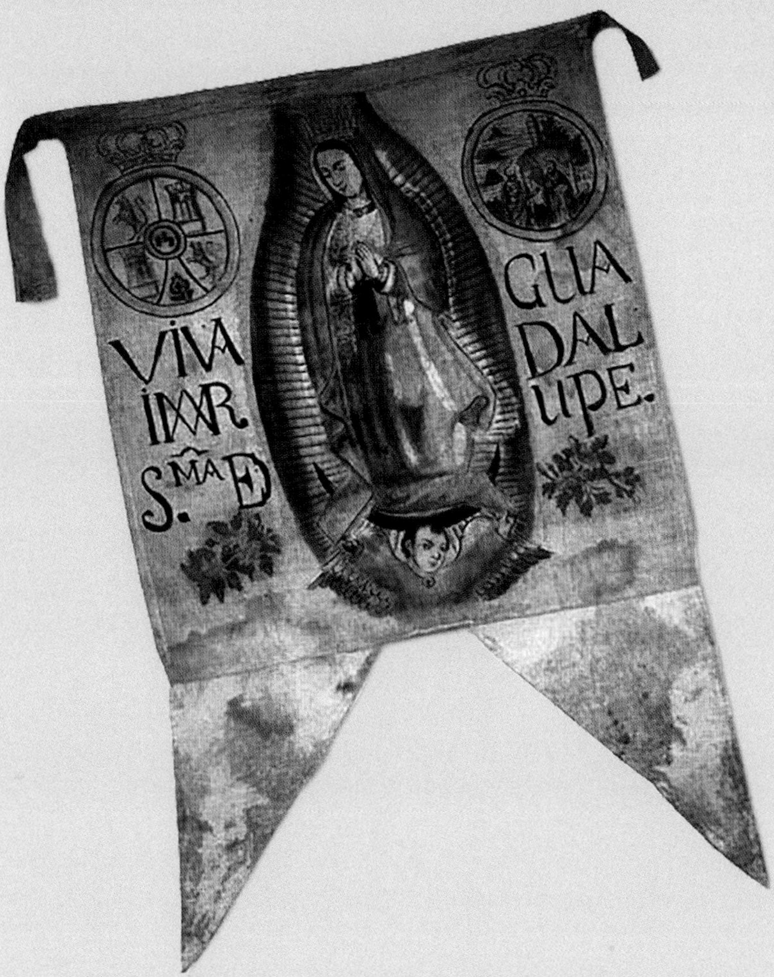

Eines der Banner mit dem Abbild der Jungfrau von Guadalupe, das die Aufständischen von 1810 verwendeten (Museo Nacional de Historia, Mexiko).

und Gottesgnadentum hin zu den Prinzipien von Volkssouveränität und Staatsbürgertum durchgesetzt, wenn auch vielerorts nur kurzfristig. Ein Grundproblem war die fehlende politische Erfahrung der Stadträte als Kern lokaler Autorität. Diese Akteure kamen aber zumeist nicht über eine Kirchturmpolitik hinaus. Ihnen ging es höchstens um regionale Autonomie. Daher war es auch keine bloße Rhetorik, wenn die Protagonisten betonten, dass sie die Regierungsgewalt nur ersatzweise für den rechtmäßigen König ausübten. Erst die Dynamik der Ereignisse führte zu weiter gehenden Schritten. Wenn diese erfolgten, versuchten die kreolischen Anführer eine gemeinsame Identität zu stiften, indem sie die Werte der eigenen Heimatregion, der *patria*, betonten. Oft nahmen sie aus diesem Grund auch Bezug auf das gemeinsame indigene Erbe. Die Vergangenheit wurde so zu einer Geschichte des heroischen Widerstands gegen die Jahrhunderte andauernde Unterdrückung, an die man anknüpfen wollte. Diese Konstrukte erwiesen jedoch nicht als stark genug, um die tiefen Elitenkonflikte und den Provinzialismus zu überwinden. Die größte Schwäche der Unabhängigkeitsbewegungen in diesem Zeitraum war zweifellos die systematische Ausgrenzung der nicht-privilegierten Bevölkerung, deren Beteiligung an den Kämpfen nach den Ereignissen in Haiti geradezu gefürchtet wurde.

Der Sieg der Unabhängigkeit in Hispanoamerika

Ab 1815 konnten die Spanier relativ leicht große Teile ihrer Kolonien wieder unterwerfen. Dabei half ihnen, dass mit Peru eine Royalistenhochburg inmitten des Kolonialreichs existierte, die an der ersten Phase der Unabhängigkeitsbewegung nicht teilgenommen hatte. Problematisch war jedoch die große Brutalität, mit der die Spanier den Krieg führten, denn sie provozierte unweigerlich Widerstand.

Im Süden Hispanoamerikas kam es gar nicht erst zu einer Rückeroberung, weil es Spanien nicht gelang, ein Expeditionskorps an den La Plata zu entsenden. Von Buenos Aires aus konnte unter dem Befehl von General José de San Martín die Befreiung Chiles und zumindest indirekt auch die der *Banda Oriental* vorbereitet werden. Allerdings war dies keine reine Erfolgsgeschichte, denn die Gegensätze zwischen den Provinzen traten im La Plata-Raum schon bald wieder mit unverminderter Härte zutage. Es kam zu separatistischen Bestrebungen, die eine Staats-

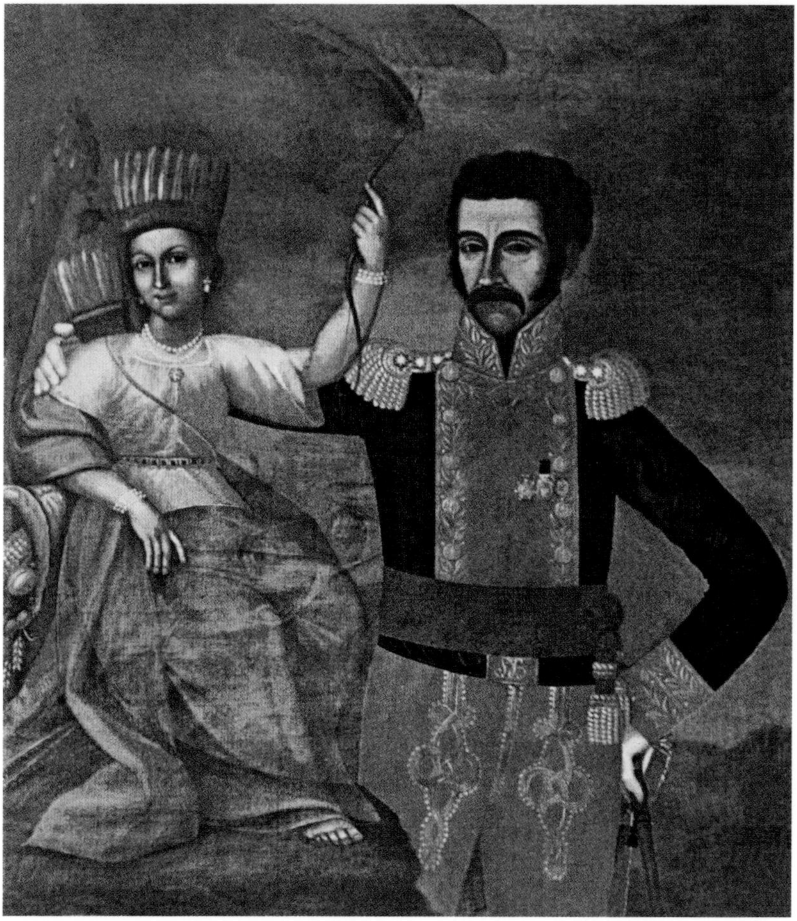

Um 1819 schuf Pedro José Figueroa (1770–1838) aus Bogotá das Ölgemälde „Simón Bolívar, Libertador i Padre de la Patria" (Museo Quinta de Bolívar). Man sieht einen Bolívar, der seinen Arm schützend um eine mit Federn gekrönte India legt.

bildung lange Zeit verhinderten. Es dauerte noch Jahrzehnte, bis der Staat Argentinien geeint war.

Die spanische Rückeroberung konzentrierte sich auf den Norden Südamerikas mit Neu-Granada und Venezuela. General Pablo Morillo eroberte bis Ende 1816 große Gebiete zurück und unterwarf sie seinem rücksichtslosen Strafregime. Dagegen regte sich Widerstand. Bolívar kehrte bereits 1816 aus seinem Exil in Haiti nach Venezuela zurück. Zwar hatte er mit Rückschlägen und rivalisierenden Caudillos zu kämpfen, konnte aber 1817 in der Provinzstadt Angostura die Dritte Republik ausrufen. Bolívar war nun auch zu radikalen Maßnahmen bereit, um sich durchzusetzen. So stellte er den Sklaven, die bereit waren, für seine Sache zu kämpfen, die Befreiung in Aussicht. Außerdem verbündete er

Simón Bolívar wurde 1783 in Caracas als Sohn und Erbe einer reichen kreolischen Familie geboren. Früh verwaist, nahmen ihn unterschiedliche Erzieher in ihre Obhut, darunter mit Andrés Bello und Simón Rodríguez auch zwei bekannte aufgeklärte Denker. Mit 14 Jahren wurde der Venezolaner Kadett und ging 1799 nach Spanien, um seine Erziehung abzurunden. Nach der Heirat, dem frühen Tod seiner Frau und einer erneuten Europareise fasste er den Entschluss, für die Befreiung Hispanoamerikas zu kämpfen. Ab 1810 nahm er an den Ereignissen in Venezuela aktiv teil und zeichnete sich als eine der radikalen Stimmen aus, die früh den Bruch mit Spanien forderten. Schnell stieg er zu einem militärisch-politischen Anführer auf. Bereits 1813 erhielt er den Ehrentitel des *libertador.* Ab 1816 führte er die Unabhängigkeitsbewegung im nördlichen Südamerika zum Sieg.

sich mit dem Anführer der Reitertruppe der *llaneros*, José Antonio Páez. Nach Kämpfen, die keineswegs frei von Rückschlägen waren, konnte er im Februar 1819 auf einem Kongress in Angostura seine Vorstellungen für die Verfassung des neuen Staates Großkolumbien verkünden, der Venezuela, Neu-Granada und Quito umfassen sollte. Wenig später führte Bolívar den siegreichen Feldzug in Neu-Granada. Die Schlacht von Boyacá am 7. August 1819 brachte die Entscheidung zu seinen Gunsten.

Die Bedrohung durch die Spanier blieb trotz der militärischen Erfolge Bolívars bestehen. Noch immer kontrollierten sie die wichtigen Städte Cartagena und Caracas und hielten Hochburgen in den alten Vizekönigreichen Neu-Spanien und Peru. Ende 1819 sammelte sich in Cádiz erneut ein Expeditionskorps, mit dem General Morillo die Rückeroberung plante. Allerdings konnte dieses Korps nicht mehr auslaufen, denn ein liberaler Offiziersaufstand in Spanien gab den Entwicklungen eine entscheidende Wendung. Es bildete sich erneut eine Regierungsjunta, welche die Verfassung wieder einsetzen ließ. Die Kämpfe gegen die Unabhängigkeitsbewegung wurden eingestellt und Wahlen anberaumt. Doch die Regionen, die wie der La Plata-Raum, Chile und Großkolumbien die Unabhängigkeit bereits vollzogen hatten, waren nicht zur Beteiligung an den Wahlen bereit. Das fehlende Vertrauen in die spanische Politik sollte sich als berechtigt erweisen, denn in der „amerikanischen Frage“ taten sich schnell wieder die bekannten Diskrepanzen zwischen den Abgeordneten aus den Kolonien und den Europa-Spaniern auf. Spanien versank ab 1821 im innenpolitischen Chaos, und viele amerikanische Delegierte kehrten vor der Zeit in ihre Heimatregionen zurück. Nun war der Schritt in die Unabhängigkeit nicht mehr weit.

Neu-Spanien, das seit der niedergeschlagenen Sozialrevolution 1815 ein Zentrum der Royalisten in Amerika war, erlebte schon bald eine Revolutionsdynamik. Die Beteiligten, die sich nun in erster Linie aus den kreolischen Führungsschichten rekrutierten, gingen bewusst vorsichtig vor, um die negativen Erfahrungen der Frühphase zu vermeiden. Der Offizier Agustín de Iturbide setzte 1821 auf den Kompromiss, für den er im sogenannten Plan von Iguala eine Mehrheit mobilisieren konnte. Laut diesem Plan sollte Neu-Spanien zwar unabhängig werden, gleichzeitig jedoch den Katholizismus als Staatsreligion behalten, ein Ausgleich zwischen Kreolen und Europa-Spaniern stattfinden und die konstitutionelle Monarchie eingeführt werden. Diese Kompromissformel, die unterschiedlichste Interessengruppen von kreolischen Liberalen bis hin zu monarchistischen Europa-Spaniern miteinander verband, war außergewöhnlich. Erwartungsgemäß lehnte Ferdinand VII. die Krone ab, die ihm die Mexikaner anboten. Daraufhin rief sich Iturbide im Mai 1822 zum Kaiser einer Erbmonarchie aus. Ein Jahr später fand das monarchische Experiment mit Iturbides Sturz ein jähes Ende. 1824 trat eine republikanische Verfassung in Kraft.

Die revolutionären Ereignisse in Spanien und Mexiko brachten auch Bewegung in die politische Landschaft Zentralamerikas. Hier standen sich schon bald die Liberalen, welche die Unabhängigkeit befürworteten, und die Konservativen, denen Reformen innerhalb des Kolonialsystems ausreichten, gegenüber. Hinzu kamen ausgeprägte lokale Rivalitäten. Letztlich kam die Lösung aus Neu-Spanien. Der erfolgreiche Iturbide setzte den Anschluss Zentralamerikas an Mexiko Anfang 1822 militärisch durch. Mit seinem Sturz endete aber auch dieser Bund wieder. Die Vereinigten Provinzen von Zentralamerika trennten sich und gründeten eine Föderation, die fünf mehr oder weniger unabhängige Staaten umfasste.

Im Norden des ehemaligen Kolonialreichs war die Unabhängigkeit 1821 damit endgültig gesichert. Nur in der Karibik blieben die „immer treue Insel" Kuba und Puerto Rico als Restbestand des einst stolzen Reiches übrig. Dort hatten sich die kreolischen Oberschichten mit dem Kolonialsystem fürs Erste arrangiert. Diese Sklavenhalter profitierten vom Zuckerboom, den der Produktionsausfall auf Nachbarinseln wie Haiti förderte.

Übrig blieb der noch immer schwer umkämpfte Andenraum. Die Unabhängigkeit erzwangen hier mittels eines zangenartigen Angriffs die Befreier Bolívar von Norden und San Martín von Süden. Militärisch auf Augenhöhe, war der Venezolaner der erfolgreichere Politiker. Nach einem Treffen der beiden in Guayaquil im Juli 1822 zog sich San Martín, der eine monarchische Lösung befürwortet hatte, freiwillig ins europäische Exil zurück. Die militärische Befreiung des Andenraums konnte Bolívar erst 1826 abschließen. In Quito, Peru und Hochperu begrüßten ihn die kreolischen Führungsschichten mit gemischten Gefühlen. In Quito war schon der Einmarsch an sich umstritten. Auch in Peru und Hochperu galten Bolívars Truppen schon bald eher als Besatzer denn als Befreier.

Die Kreolen Perus fürchteten eine Sozialrevolution und hatten daher 1821 einen *protector* ins Land gerufen. Je nach militärischer Lage lavierten sie in den Folgejahren zwischen den Fronten. Hochperu nahm zwar zu Ehren des „Befreiers" den Namen Bolivien an, doch auch hier führte 1825 eher der Opportunismus der Eliten dazu, dass sie zur Sache der Unabhängigkeit überliefen, denn man wollte auf der Seite des Siegers stehen. Die Voraussetzungen für den Aufbau der neuen republikanischen Ordnung waren folglich nicht unbedingt gut.

Tatsächlich löste sich die Unabhängigkeitsbewegung nach dem Ende der spanischen Bedrohung schnell auf. Der Unterhalt der Befreiungsarmee kostete viel Geld, und schon bald kam es zu fremdenfeindlichen Ausschreitungen in Peru und Bolivien. Bolívars Traum von einer großen Andenkonföderation war zum Scheitern verurteilt. Frustriert verließ sein Vertrauter, General Antonio José de Sucre, 1828 Bolivien. Der „Befreier" selbst hatte schon zwei Jahre früher nach Groß-Kolumbien zurückkehren müssen, um den Auflösungsprozess aufzuhalten, der sich dort abzeichnete. Mittels einer Diktatur wollte er die Lage stabilisieren. Dieser Versuch misslang ebenso wie der groß angelegte panamerikanische Kongress, den Bolívar 1826 nach Panama einberufen hatte. Die Zeichen standen auf Desintegration. Venezuela und Ecuador trennten sich 1830 von Groß-Kolumbien, das sich nun wieder

Die Entwicklungen im atlantischen Raum waren von Beginn an eng mit den revolutionären Geschehnissen in Lateinamerika verbunden, wobei England zentrale Bedeutung zukam. Doch hielten die napoleonischen Kriege die Europäer und indirekt auch die US-Amerikaner davon ab, offensiv in die Geschehnisse einzugreifen. Mit dem Ende der napoleonischen Bedrohung 1814/15 änderte sich die Lage – die spanischen Rückeroberungsbemühungen in Amerika waren direkt darauf zurückzuführen. Die „südamerikanische Frage" weckte seit diesem Zeitraum großes Interesse in den europäischen Kabinetten. Auch in den Vereinigten Staaten fanden die Unabhängigkeitskriege der südlichen Nachbarn Beachtung. Außerdem bemühten sich die Hispanoamerikaner selbst angesichts ihrer neu gewonnenen staatlichen Souveränität um eine Positionierung auf der internationalen Bühne.

Neu-Granada nannte. Das Ende der spanischen Bedrohung hatte den Zusammenhalt der unterschiedlichen Regionen überflüssig gemacht. Nun stießen die alten Regionalismen in unverminderter Härte wieder aufeinander und mündeten in Kriege der Nationsbildung.

Der Weg Brasiliens

Der Weg, den das portugiesische Kolonialreich in die Unabhängigkeit nahm, unterschied sich erheblich von dem der spanischen Nachbarn. Entscheidend dafür war, dass zur Jahreswende 1807/08 der Herrscherhof von Lissabon nach Rio de Janeiro verlegt wurde, um den französischen Besatzungstruppen zu entkommen. Die Stadt erlebte dadurch eine bislang ungekannte wirtschaftliche und kulturelle Blüte. Allerdings entstand auch Unzufriedenheit unter der Pflanzeraristokratie, weil die große Zahl der Europa-Portugiesen eine privilegierte Stellung genoss. Die feierliche Erhebung Brasilien zum gleichberechtigten Bestandteil innerhalb eines Gesamtkönigreichs 1815 konnte am Unmut nichts ändern. Dieser bestand auch innerhalb der Kolonie, was sich 1817 am Aufstand in der Provinz Pernambuco zeigte, die sich gegen die Bevorzugung der Hafenstadt Rio de Janeiro wandte. In Pernambuco wurde sogar eine eigene Verfassung verkündet, doch gab es innerhalb der Bewegung heftige Gegensätze. Es gelang den Rebellen nicht, die Nachbarprovinzen zum Anschluss zu bewegen. Königliche Truppen bekamen die Situation bereits nach wenigen Monaten wieder unter Kontrolle.

Erst als die portugiesischen *cortes* nach dem liberalen Aufstand von 1820/21 die Rückkehr von König João VI. nach Europa erzwangen und den Kolonialstatus wieder durchsetzen wollten, spitzten sich die Konflikte unter neuen Vorzeichen zu. Bei der Verteilung der Sitze in den *cortes* wurde Brasilien ebenso benachteiligt, wie es zuvor die spanischen Kolonien erlebt hatten. 1822 erklärte sich das Land für unabhängig. Kronprinz Pedro, der in Brasilien geblieben war, wurde zum Kaiser einer konstitutionellen Monarchie gekrönt.

Der vergleichsweise unblutige Übergang war in Brasilien anders als in Hispanoamerika möglich, weil die Integrationskraft der Krone hier erhalten blieb. Im Gegensatz zu den ehemaligen spanischen Kolonien blieb deshalb auch die Einheit trotz einiger Aufstände in den Provinzen letztlich bestehen. Auch fürchteten die Eliten, die die Sklavenhaltung befürworteten, die Erschütterung der sozialen Ordnung.

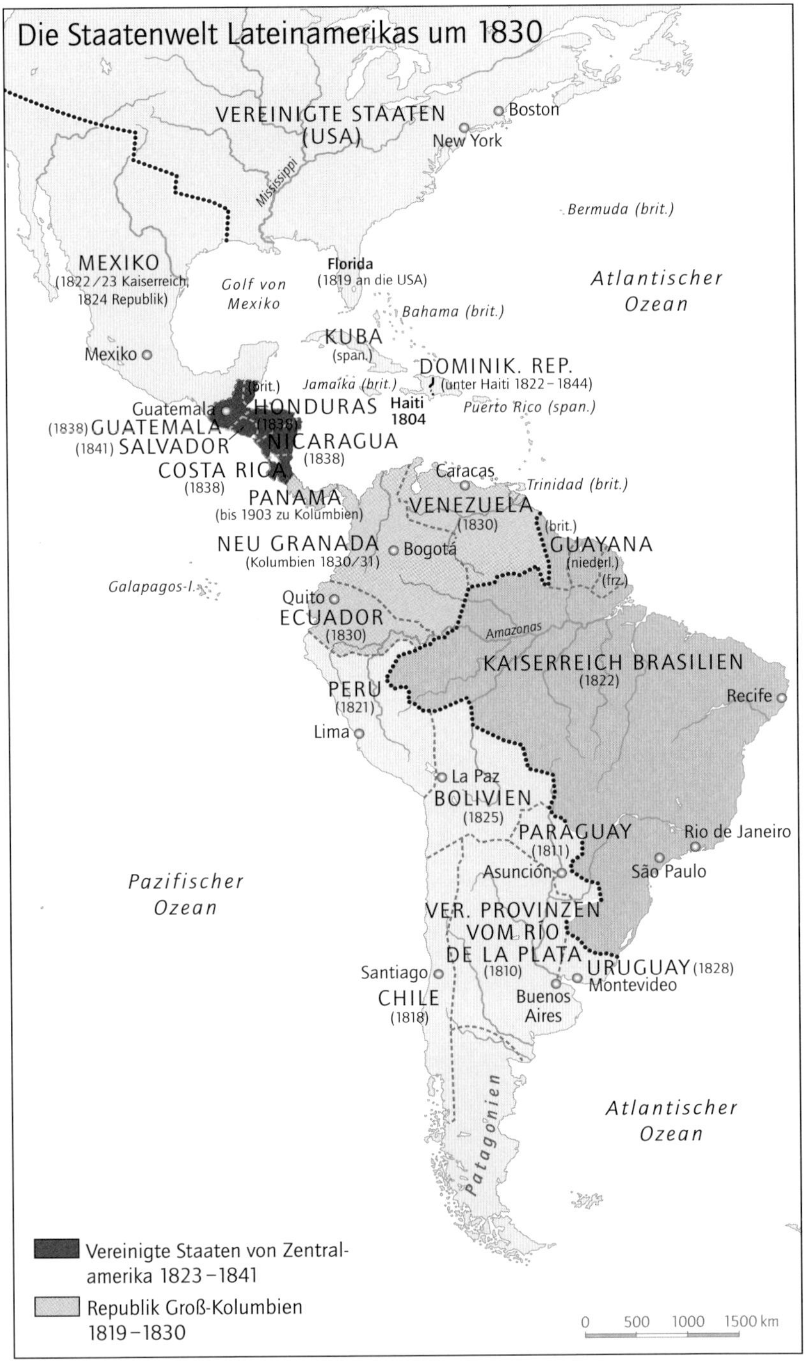

Staatenwelt Lateinamerikas um 1830

Wie die Zukunft der neuen amerikanischen Republiken und Monarchien aussehen sollte, das war schon während der Kriegsphase umstritten, und dieser Streit überschattete die Folgezeit. Freiheit und Gleichheit waren Werte, die man in der nationalen Symbolik allerorts hervorhob, jedoch wollten die amerikanischen Eliten die Gleichheitsrechte, die sie gegenüber den Europäern beanspruchten, lediglich für sich selbst und nicht für den Rest der Bevölkerung. Demokratisch waren die Unabhängigkeitsbewegungen daher kaum. Vielmehr diente das republikanische System, das sich bis auf Brasilien überall durchsetzte, in erster Linie der Selbstlegitimierung der herrschenden Oberschichten.

Der Start in die Unabhängigkeit stand unter ungünstigen Vorzeichen. Lange Zeit fehlte den jungen lateinamerikanischen Staaten die diplomatische Anerkennung durch die europäischen Großmächte. Die enorm hohe Auslandsverschuldung, die auf die langen Kriegsjahre zurückzuführen war, ließ rasch neue Abhängigkeiten entstehen, die die Entwicklung Lateinamerikas im 19. Jahrhundert entscheidend prägten.

Die jungen Staaten und der Weltmarkt (1830–1910)

Die Phase von den Unabhängigkeitsbewegungen bis etwa 1910, als die Jahrhundertfeiern eine Wegmarke bildeten und sich wenig später auch der Erste Weltkrieg in Lateinamerika bemerkbar machte, lässt sich als zusammenhängender Zeitabschnitt interpretieren. Insbesondere die erste Hälfte des 19. Jahrhunderts fand in der frühen Geschichtsschreibung zu Lateinamerika häufig nur negative Bewertungen. Sie galt als Zeit wirtschaftlichen Niedergangs und politischer Instabilität. In der Tat gestaltete sich die Umsetzung der politischen Projekte der Unabhängigkeitsbewegungen angesichts der internationalen Lage und der wirtschaftlichen Folgen der langen Kriege im 19. Jahrhundert schwierig. Erst die zweite Jahrhunderthälfte, so die traditionelle Historiografie, habe dann eine Konsolidierung und Modernisierung gebracht, die mit der Öffnung zum Weltmarkt einherging. Mittlerweile hat die jüngere Historiografie ein differenzierteres Urteil vorgeschlagen, das sowohl die Misserfolge der Anfangsphase als auch die Modernisierungseuphorie des ausgehenden Jahrhunderts kritisch reflektiert.

Probleme der Staatenbildung

Strukturelle Probleme überschatteten die Anfänge der Staatenbildung in Lateinamerika, obwohl bis zur Mitte des 19. Jahrhunderts – von wenigen Ausnahmen wie Paraguay abgesehen – überall Verfassungen erarbeitet wurden. Haitis Verfassung war 1801 die erste, ab 1811 folgten die neuen hispanoamerikanischen Staaten, 1824 folgte Brasilien. Die Autoren stammten aus den kreolischen Eliten, die sich eng an ausländische Vorbilder anlehnten, weil sie selbst nur über wenig politische Erfahrung verfügten. Die US-amerikanische oder die spanische Verfassung standen dabei Pate.

Ausgangsbasis waren die Prinzipien der Volkssouveränität, der politischen Repräsentation und der Gewaltenteilung. Daneben spielten die Ideen von Freiheit, Gleichheit und Selbstbestimmung sowie die Menschen- und Bürgerrechte eine zentrale Rolle. Im Mittelpunkt der Grundgesetze stand der mit natürlichen Rechten ausgestattete Mensch. Den Verfassungsvätern ging es um eine Balance zwischen Freiheits- und Ordnungsidealen. Daher war bis zum Ende des 19. Jahrhunderts das Recht auf freie Meinungsäußerung vielerorts ebenso eingeschränkt wie die Religionsfreiheit. Der Katholizismus blieb vielfach Staatsreligion, während die Ausübung anderer Bekenntnisse in der Öffentlichkeit verboten war.

Vielerorts blieb die Frage der Staatsform lange umstritten. Zumeist setzte sich das republikanische Modell durch, doch war auch die Monarchie im Gespräch. Bis 1889 etwa blieb die konstitutionelle Variante in Brasilien, dem größten Land Lateinamerikas, erhalten, während man in Haiti und Mexiko erfolglos damit experimentierte.

Die republikanischen Verfassungen dienten vor allem den kreolischen Eliten als Legitimation ihres Bruchs mit der Kolonialzeit, verdeutlichten sie doch die Abkehr von der spanischen Krone. Trotzdem setzten sich im ehemaligen spanischen Kolonialreich vielerorts lang andauernde autoritäre Präsidialregimes durch, wie etwa im Paraguay des José Gaspar de Francia (1814–1840), im Guatemala des Rafael Carrera (1839–1865) oder im Mexiko des Porfirio Díaz (1876–1911). Neben den USA war Lateinamerika im 19. Jahrhundert jedoch die erste Weltregion, in der das Prinzip der Volkssouveränität die Oberhand behielt, wenn auch oft nur theoretisch.

Die Verfassungen schufen die Grundlage für neue politische Praktiken. Die Partizipationsmöglichkeiten waren in einigen Ländern zunächst sehr umfassend. Später wurden sie durch Klientelismus und Patronage aufgeweicht oder stark eingeschränkt. Wahlen bildeten wichtige Bezugspunkte des politischen Lebens, auch wenn sie nicht unbedingt den heutigen Vorstellungen entsprachen. Die Legitimation durch das „Volk“ war besonders den Caudillos wichtig, die häufig gewaltsam an die Macht gekommen waren. Wahlen schufen darüber hinaus Öffentlichkeit. Vereine und politisch engagierte Clubs als Vorläufer der Parteien bildeten den Kern dieser zunehmend lebhaften öffentlichen Sphäre. Ethnisch blieben diese Organisationen jedoch exklusiv. Indigenen oder Afroamerikanern wurde die Beteiligung verwehrt, galten sie doch noch immer als irrational und unreif.

Die Inszenierung der Monarchie in Brasilien übernahm viele Elemente des portugiesischen Absolutismus. Der Holzstich von 1861 nach einem Gemälde von François-Auguste Biard zeigt Kaiser Pedro II.

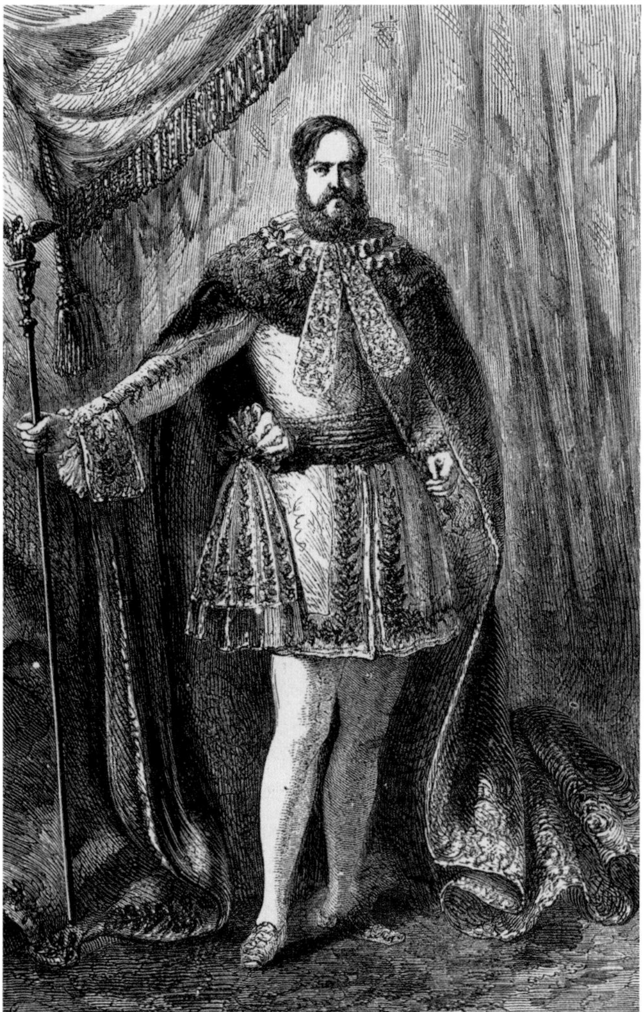

Problematisch gestaltete sich die Umsetzung der Verfassungsideen in die politische Praxis. Gleichheitsideal und Verfassungswirklichkeit waren weit voneinander entfernt. So nutzten die Eliten die Gesetzgebung, um sich Vorteile zu sichern und die sozialen Hierarchien aufrechtzuerhalten. Indem man das Wahlrecht häufig vom Besitz und von der Lese- und Schreibfähigkeit abhängig machte, schloss man die große Mehrheit der Bevölkerung aus. In innenpolitischen Krisen griffen die Regierenden gern auf Notstandsgesetze zurück, welche die Grundrechte und die Gewaltenteilung außer Kraft setzten und den Respekt vor den Verfassungen erschütterten. Die Macht der Exekutive wurde erst gegen Ende des Jahrhunderts zugunsten der Legislative eingeschränkt, die bis dahin nur über eine äußerst schwache Position verfügte. Vor diesem Hintergrund war es schwierig, stabile Institutionen zu schaffen.

Die Verfassungen waren denn auch notorisch kurzlebig. Die 18 Staaten erließen im Lauf des 19. Jahrhunderts insgesamt 115 Verfassungen. Während man in Uruguay in diesem Zeitraum mit einem Grundgesetz auskam, benötigte die Dominikanische Republik 15. Im Fall von Diktaturen und Bürgerkriegen wurden die Verfassungen häufig ausgesetzt. Allerdings stand die grundlegende Bedeutung als Anker der institutionellen Ordnung nie in Frage. Immer wieder ließ man neue Verfassungen erarbeiten, gewährten sie doch den Anschein von Legitimität.

Die fehlende Dauerhaftigkeit der Verfassungen zeugte von den vielen gravierenden Problemen, die am Ende der Unabhängigkeitskriege keineswegs gelöst waren. Zentral waren die Auseinandersetzungen zwischen Zentralisten und Föderalisten, wobei es in der Regel um die ökonomischen Eigeninteressen einer Region oder Stadt ging. Besonders heftig trug man diesen Streit etwa in Zentralamerika und im La Plata-Raum, aber auch in Groß-Kolumbien aus. Die Konfrontationen zwischen Konservativen und Liberalen, bei denen es zumeist um die Rolle der Kirche im Staat ging, vermischten sich oft mit den ökonomischen Eigeninteressen.

Die Konflikte verwandelten sich schnell in Bürgerkriege. Die politische Instabilität, die sich daraus ergab, lässt sich an der extrem hohen Zahl von Regierungswechseln in fast allen lateinamerikanischen Staaten erkennen. So sahen die Mexikaner zwischen 1824 und 1857 allein 16 Präsidenten und 33 Übergangsregierungen. Peru erlebte zwischen 1821 und 1845 durchschnittlich einen Regierungswechsel pro Jahr, und das war nur die Spitze des Eisbergs. Erst gegen Ende des 19. Jahrhunderts setzte sich der Zentralismus fast überall durch und garantierte ein Mindestmaß an Stabilität.

Caudillismus und Militarisierung

Die fehlende Dauerhaftigkeit der Institutionen ließ sich zweifellos darauf zurückführen, dass die Königstreue durch die Loyalität zu einem abstrakten Staatswesen ersetzt werden musste. Häufig scheiterte dieses Vorhaben. Die autoritären Regimes, die daraus resultierten, profitierten von den bestehenden regionalen und sozialen Antagonismen. Neue starke Männer aus den Provinzen, die Caudillos, konnten im Zuge des Zusammenbruchs der kolonialen Ordnung ihre eigenen Machtansprüche gewaltsam durchsetzen und verfolgten, einmal an der Macht, einseitig die Interessen der eigenen Gefolgschaft und Region. Ihr Aufstieg schwächte die Zentren, welche damit die Fähigkeit einbüßten, Konflikte zu regulieren.

Überall in Lateinamerika kamen in diesem Zeitraum Caudillos an die Macht. Juan Manuel Rosas am La Plata (1829–1852) oder Páez in Venezuela (1831–43) zählten zu den besonders bekannten Beispielen. Sie konnten die verfassungsmäßigen Privilegien der Exekutive nutzen, um ihre Macht auszubauen. Die Caudillos lassen sich nicht auf einen gemeinsamen Nenner bringen, doch handelte es sich oft um große Landbesitzer oder Viehzüchter, die über ein gewisses Charisma verfügten. Was sich hier abspielte, war eine Ruralisierung – „Verländlichung" – der Macht. Gegenüber den Anführern vom Land mit ihren berittenen Gefolgsleuten konnten sich die städtischen Eliten, die nicht über die gleichen militärischen Machtmittel verfügten und nicht in gleichem Maß in das Kriegsgeschehen eingreifen konnten, nicht behaupten.

Nach den Unabhängigkeitskriegen gewann das Militär als oftmals einzige noch intakte Institution große Bedeutung, die ihm auch von den Verfassungen zugeschrieben wurde. Die Militärs hielten die Ruhe und Ordnung im Innern aufrecht und überwachten die Wahlen, wodurch sie immer wieder die Möglichkeit hatten, sich direkt oder indirekt in die politischen Abläufe einzumischen.

Das öffentliche Leben militarisierte sich zunehmend. Kämpfe um Landesgrenzen, Wirtschaftspolitik, politische Grundsätze und die Vorherrschaft von Stadt oder Land waren zunehmend an der Tagesordnung. Hatte sich die Gewalt der Unabhängigkeitsrevolutionen gegen den äußeren Feind gerichtet, so wurden nun die inneren Gegner mit ebenso erbarmungsloser Brutalität bekämpft. Vielerorts mündeten die Befreiungskriege direkt in Bürgerkriege, wobei auch das aggressive Auftreten der Befreiungsarmeen eine gewisse Rolle spielte. Guerrillagruppen machten die Lage komplizierter und destabilisierten sie zusätzlich, wobei die Übergänge zum Banditentum fließend waren. Häufig überdauerte die Guerrilla das offizielle Kriegsende, insbesondere dort, wo – wie im Andenraum – das Misstrauen der Indigenen gegenüber der Herrschaft der Weißen groß war, unabhängig von der Regierungsform.

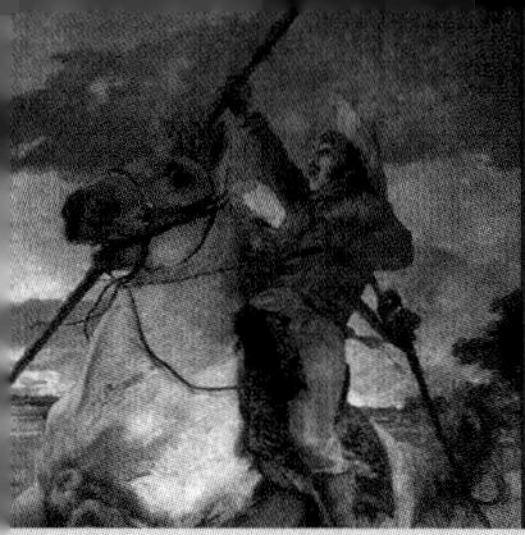

Caudillismus

Der Begriff *Caudillo* kommt aus dem Spanischen. Er entstand im Zeitalter der Reconquista im Spätmittelalter und bezeichnete den Anführer einer bewaffneten Gruppe. Später fand der Begriff dann auch für die spanischen Eroberer Amerikas Verwendung. Von Beginn an beinhaltete das Konzept also eine kriegerische Bedeutung, ohne dass damit ein offizieller militärischer Titel verbunden gewesen wäre. Seit den Unabhängigkeitsrevolutionen fand der Begriff Caudillo wieder breite Verwendung – mit zumeist pejorativem Unterton, obwohl sich die Bezeichneten daraus eine Ehrenbezeichnung konstruierten.
Das 19. Jahrhundert war dann die klassische Phase der Caudillos in vielen Ländern Lateinamerikas. Dabei handelte es sich oft um aus den Unabhängigkeitskriegen hervorgegangene militärische Anführer, darunter viele Milizoffiziere, deren Gefolgsleute sich in der Regel freiwillig unterordneten. Grund dafür war der kriegerische Mut, auf dem das Charisma des Caudillos gründete. Hinzu kamen Klientel- und Verwandtschaftsbeziehungen, welche die Gefolgschaft absicherten.
Im La Plata-Raum wurde Caudillismus schon 1845 in Domingo Faustino Sarmientos klassischem Werk „Facundo", das zwischen Literatur und soziologischer Studie schwankt, erstmals aufgearbeitet und verurteilt. Die positivistische Historiografie des späten 19. Jahrhunderts wertete den Caudillo dann als Ausdruck der „Psychologie des Volkes" und als quasi natürlichen Ordnungsfaktor. Nach dem Zweiten Weltkrieg ordnete die Geschichtsschreibung den Caudillismus vor allem als Beispiel der autoritären Traditionen Lateinamerikas ein. Die Ausübung von Gewalt blieb, das ist allen Interpretationen gemein, ein zentrales Element des Caudillismus. Caudillos waren vor allem dort besonders mächtig, wo Staatlichkeit begrenzt war. Das bedeutete aber nicht, dass ein Caudillo das Gegenteil staatlicher Gewalt gewesen wäre und diese einfach ersetzte, denn oft strebte er, wie etwa Páez in Venezuela, durchaus nach der Macht im Staat. Außerdem war die Gewaltausübung seitens der Caudillos auch nicht frei von Regeln, sondern folgte bestimmten, von Ort zu Ort unterschiedlichen Vorgaben, die in Abstimmung mit der Gefolgschaft ausgehandelt wurden. ■

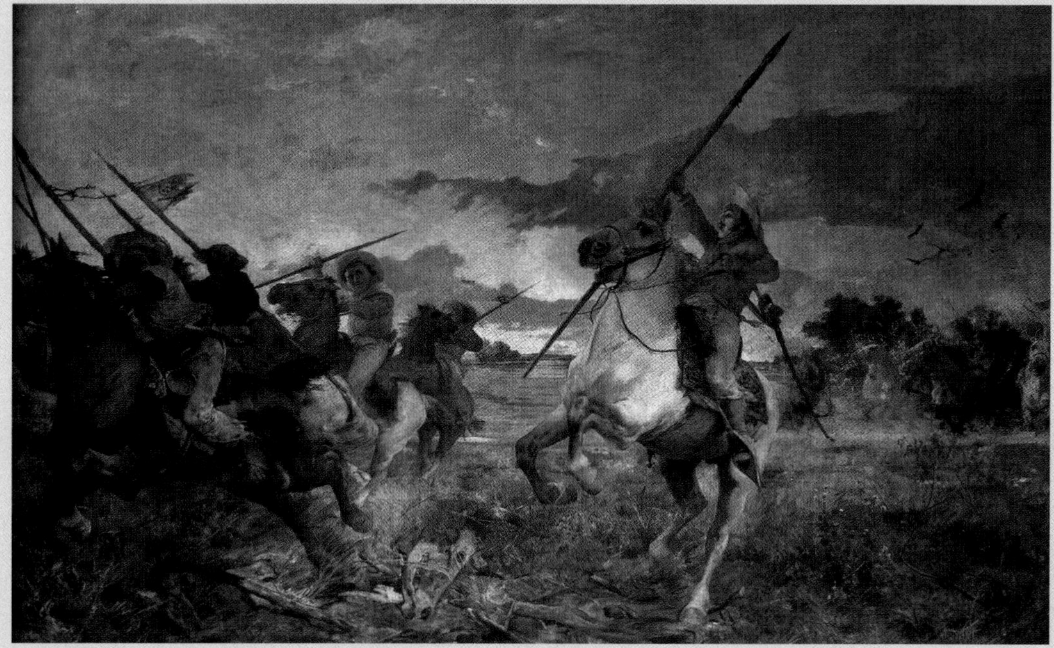

Das Gemälde des venezolanischen Historienmalers Arturo Michelena („Vuelvan caras", 1890) zeigt im Mittelpunkt den Caudillo José Antonio Páez, von seinen Gefolgsleuten ehrfurchtsvoll „Zentaur" genannt, der zwischen 1831 und 1863 der starke Mann Venezuelas war. Páez' Macht gründete auf seinem Ruhm als Anführer einer Reitertruppe im Unabhängigkeitskrieg.

An den Binnengrenzen der ehemaligen Kolonialreiche hatten sich schon die spanischen und portugiesischen Truppen vergeblich darum bemüht, staatliche Strukturen aufzubauen. Die neue republikanische Rhetorik war in diesen Grenzregionen kaum vermittelbar, brachen doch die wenigen verlässlichen Institutionen – wie vor allem die Missionen – just im Moment der Unabhängigkeit zusammen.

Die neuen Staaten waren zu schwach, als dass sie selbst grundlegendste Güter wie Sicherheit und Wohlfahrt hätten herstellen können. So wandten sich die Kreolen im nordmexikanischen Bundesstaat Sonora sogar an das Ausland. Da der Staat insbesondere in den Grenzregionen nicht in der Lage war, das Gewaltmonopol durchzusetzen, verlor er zunehmend an Legitimität. Erst als sich Staaten wie Chile (1861–1883) und Argentinien (1879/80) in der zweiten Jahrhunderthälfte konsolidierten, konnten sie den indigenen Widerstand an den Grenzen mit Vernichtungsfeldzügen brechen.

Doch bevor es so weit war, setzten sich staatliche Auflösungserscheinungen fort. Mexiko verlor 1836 die Provinz Texas, die sich für unabhängig erklärte. Drei Jahre später zerfielen die Vereinigten Provinzen von Zentralamerika in die eigenständigen Republiken Guatemala, El Salvador, Costa Rica, Honduras und Nicaragua. In Nicaragua setzte sich der Staatszerfall ungebremst fort, sodass 1856/57 mit William Walker ein US-amerikanischer Abenteurer vorübergehend an die Macht gelangen konnte. Diverse regionale Aufstände gefährdeten in den 1830er-Jahren die Einheit Brasiliens. Auf Hispaniola wurde 1844 die politische Einheit mit der Dominikanischen Republik, die durch eine Invasion haitianischer Truppen erzwungen worden war, wieder aufgelöst. Im Süden etablierten sich Bolivien, Uruguay und Paraguay als eigenständige Staaten auf dem Gebiet des ehemaligen Vizekönigreichs Río de la Plata. In den restlichen Provinzen dauerte der Bürgerkrieg noch jahrzehntelang an. Hier ließ sich der tiefe Gegensatz zwischen dem Hinterland und der Hafenstadt Buenos Aires kaum überwinden. Erst 1862 gelang es General Bartolomé Mitre, Argentinien wieder zu vereinigen.

Kriege und Internationales

Unzählige Grenzkonflikte zwischen den neuen Staaten machten die Situation im 19. Jahrhundert noch schwieriger. Die Grenzen im unerschlossenen Hinterland wurden im Zeitalter der Nationalstaaten zu Krisenherden.

In der Kolonialzeit hatte man die Binnengrenzen der einzelnen Provinzen nicht genau vermessen, doch nach der Unabhängigkeit wurden sie dem Rechtsgrundsatz *uti possidetis* entsprechend plötzlich zu Staatsgrenzen. Konkurrierende Ansprüche auf Territorium und nationalistische Geltungssucht führten zu Kriegen. Der blutigste lateinamerikanische Konflikt des 19. Jahrhunderts war der Tripelallianz-Krieg (1865–70), in dem Paraguay gegen die drei verbündeten Staaten Brasilien, Argentinien und Uruguay kämpfte. Dieser Krieg hatte vor allem für Paraguay katastrophale Folgen. Mexiko musste sich dagegen mit den expandierenden USA beschäftigen. Die Auseinandersetzungen mit dem nördlichen Nachbarn, die für Mexiko eine existenzielle Bedrohung darstellten, gipfelten im Krieg von 1846–48. Die siegreichen USA sicherten sich 55 Prozent des mexikanischen Staatsgebiets. Schwerwiegende Verluste hatte auch das Bündnis Peru-Bolivien zu verzeichnen, das im Pazifikkrieg (1879–83) gegen Chile große Gebiete verlor, die reich an Salpeter waren.

Kriegerische Auseinandersetzungen ergaben sich auch in den Beziehungen zu europäischen Mächten. Bei den Unabhängigkeitskriegen hatte es sich mit Ausnahme Haitis, wo dritte Mächte direkt eingriffen, um Kämpfe zwischen Mutterland und Kolonien gehandelt. England spielte indirekt eine wichtige Rolle. Nach Abschluss der Unabhängigkeitskämpfe verfügten die neuen Staaten zunächst über keine diplomatische Anerkennung. Vor allem Frankreich und Spanien zeigten sich in dieser Frage überaus unnachgiebig gegenüber ihren einstigen Kolonien. Frankreich ließ sich die Anerkennung Haitis 1825 teuer bezahlen. Ab 1836 erlangten schrittweise auch die ehemaligen spanischen Kolonien ihre Anerkennung durch das Mutterland. Der brasilianische Fall war unproblematischer, war aber ebenfalls mit hohen Kosten verbunden.

Schon um völkerrechtlich verbindliche Verträge abzuschließen und ungestört Handel treiben zu können, war die offizielle diplomatische Anerkennung wichtig für die ehemaligen Kolonien. Dennoch blieb die internationale Lage Lateinamerikas schwierig. Als Kolonialmächte blieben Spanien, Frankreich und England vor allem im karibischen Raum weiterhin präsent. Insbesondere die Spanier starteten wiederholt Rückeroberungsversuche. Noch bedrohlicher waren aber die Interventionen anderer europäischer Mächte, bei denen es in der Regel darum ging, ausstehende Schuldenzahlungen einzutreiben. Die Europäer verfolgten auch durchaus strategische Interessen mit ihren Eingriffen. Im Fall des Río de la Plata ging es immer wieder um die Handelsfreiheit und im Fall

Brasiliens darum, das Verbot des Handels mit Sklaven durchzusetzen. Die Souveränitätsrechte der lateinamerikanischen Staaten wurden bei diesen Interventionen in jedem Fall massiv missachtet.

Soziale Dimensionen

Die Schwierigkeiten der Staatsbildung resultierten gerade auch aus den Vorbehalten gegenüber einem politischen System, in dem Unklarheit darüber herrschte, wer der neue Souverän war. „Nation" und „Volk" waren vage Begriffe. Die Führungsschichten definierten sie je nach ihrem Eigeninteresse mal umfassender, mal enger. Ihr wichtigstes Ziel blieb die Vermeidung sozialer Umwälzungen. Zwar bezog sich die politische Sprache auf universelle Werte, doch in der Praxis blieben diskriminierende Strukturen bestehen. Die Gesellschaften Lateinamerikas waren in der Regel ethnisch höchst heterogen, und die nicht-weißen Bevölkerungsgruppen stellten die klare Mehrheit. Doch zwischen Freiheits- und Gleichheitsrhetorik und gesellschaftlicher Wirklichkeit bestand eine besonders breite Kluft.

Eigentlich sollte die ethnische Dimension keine gesellschaftliche Rolle mehr spielen – so sahen es die Verfassungen vor. Vor dem Gesetz sollten alle *ciudadanos*, die Staatsbürger, gleich sein. Der pejorativ besetzte Begriff *indio* wurde abgeschafft und an seine Stelle die neutralere Bezeichnung „Indigener" gesetzt. Die Forderungen nach Freiheit, Gleichheit und Selbstbestimmung standen nach Kriegsende unerfüllt im Raum, und Bevölkerungsschichten, die bis dahin an den Rand der Gesellschaft gedrängt worden waren, konnten sich nun auf die Versprechen der Revolution berufen. Die Oberschichten interpretierten dies als Bedrohung ihres Status. Schon bald bauten sie in den neuen Staaten wieder Hürden auf, die sich an ethnisch-sozialen Kriterien orientierten. Wahlrechtseinschränkungen und diverse wirtschaftspolitische Maßnahmen schrieben Ungleichheiten fest. Selbst die garantierten Grundrechte blieben für die Unterschichten meist unerreichbar.

Trotz der Reformimpulse der Anfangsphase gestalteten sich die sozialen Entwicklungen in den unabhängigen Staaten ambivalent. Es war zweifellos eine Leistung von revolutionärer Bedeutung, dass die meisten Staaten – Ausnahmen waren Bolivien (1840) und Paraguay (1842) – bereits in den 1820er-Jahren den Sklavenhandel abschafften, auch wenn dies vor allem auf den Druck Großbritanniens zurückzuführen war. Im

Geheimen konnte der Handel mancherorts, zumal in Brasilien, jedoch fortgesetzt werden. Die Sklaverei an sich überlebte noch länger. Zumeist ordneten die Gesetzgeber die zukünftige Freiheit der neugeborenen Afroamerikaner an, verschoben diese allerdings auf den Zeitpunkt der Volljährigkeit. Das wirkliche Ende der Sklaverei zögerte sich dadurch hinaus, in Paraguay sogar bis 1869. Die spanischen Kolonien Puerto Rico (1873) und Kuba (1886) folgten noch später, und am Ende dieses Prozesses stand 1888 Brasilien.

Für die nunmehr freie Bevölkerung mit afroamerikanischen oder gemischten Wurzeln änderte sich die soziale Lage nur sehr langsam. Die zeitweise mächtigen *gens de couleur* Haitis blieben die Ausnahme. Zumindest theoretisch schaffte man die Diskriminierung der Mischlingsbevölkerung in den anderen lateinamerikanischen Staaten ab. Gerade der Dienst im Militär öffnete die Türen zu einer gewissen sozialen Mobilität. Allerdings blieben die Vorurteile gegenüber diesen ethnischen Gruppen weiterhin stark und erwiesen sich als wirksame Hindernisse für den gesellschaftlichen Aufstieg.

Auch die indigene Bevölkerung Hispanoamerikas wurde rechtlich gleichgestellt und sollte auf diese Weise in Marktwirtschaft und Staatsbürgergesellschaft eingegliedert werden. Den indigenen Tribut schaffte man ab, und den Gemeinschaftsbesitz löste man auf gemäß den liberalen Vorstellungen vom Privatbesitz, die das Ende korporativer Privilegien vorsahen. Aus Sicht der kreolischen Führungsschichten war dies ein großer Erfolg auf dem Weg zur Modernisierung. Aus der Perspektive der Indigenen handelte es sich um ambivalente Entwicklungen. Während der Kolonialzeit hatten sie zweifellos große Lasten tragen müssen, doch genossen sie auch einen Sonderstatus, der ihnen ein gewisses Maß an Schutz garantierte. In den neuen Republiken waren sie nun dem Spiel der Märkte ausgeliefert, was mancherorts soziale Ver-

Der Kastenkrieg in Yucatán, der sich von 1847 bis weit ins 20. Jahrhundert hinzog, war der am längsten andauernde Aufstand der indigenen Bevölkerung. Er war eine Reaktion darauf, dass sich die Plantagenwirtschaft in den bis dahin noch kaum erschlossenen Osten der Halbinsel Yucatán ausbreitete. Zwar wurden die aufständischen Maya 1848 vor Mérida zurückgeschlagen, doch schufen sie sich im Hinterland mit Noj Kaj Santa Cruz Xbalam Naj eine eigene Hauptstadt (heute Felipe Carrillo Puerto), wo sie einen Kult um ein sprechendes heiliges Kreuz begründeten. Durch den direkten Handel mit Britisch-Honduras konnten sie sich über Jahrzehnte hinweg halten. Erst 1901 gelang den Mexikanern die Einnahme dieser Hauptstadt. Die Bewohner hatten sich zu diesem Zeitpunkt allerdings schon längst in den Urwald zurückgezogen, wo sie ihre autonome Lebensweise mit gewissen Einschränkungen bis heute pflegen.

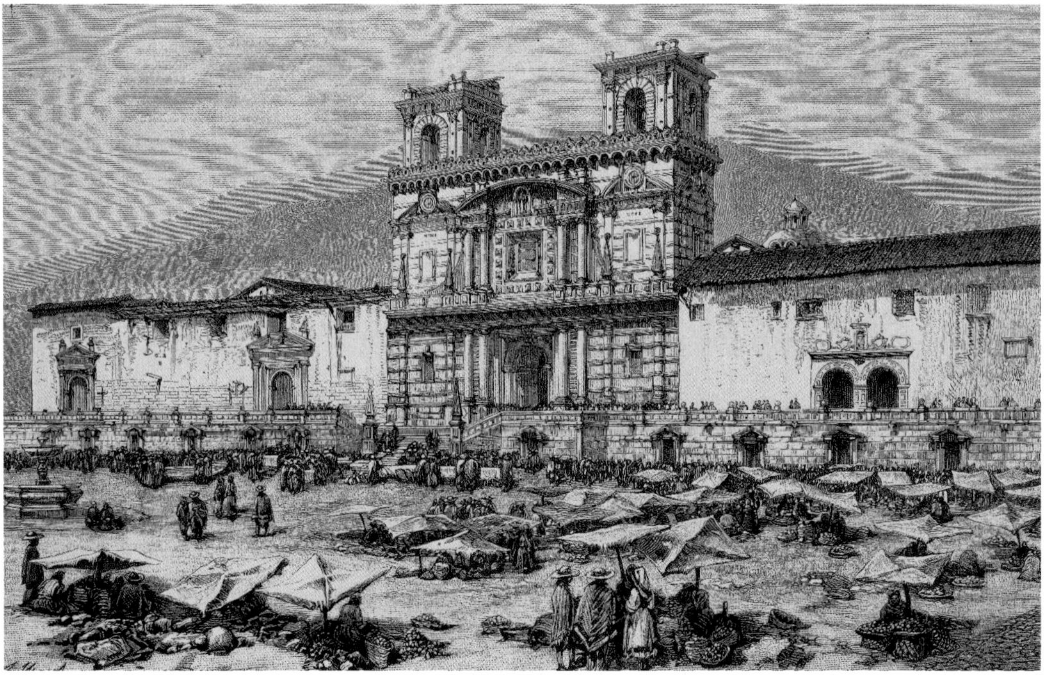

Szenen wie diese auf der Plaza vor der Kathedrale in Ecuadors Hauptstadt Quito prägen die lateinamerikanische Wirklichkeit bis in die Gegenwart. Trotz der partiellen Integration in den Weltmarkt blieb die Produktion für lokale Märkte für die meisten Menschen wichtiger.

werfungen nach sich zog. Dies löste beispielsweise Binnenmigrationen aus, die alte Gemeinschaften zerstörten, wenngleich sie einigen wenigen auch neue Aufstiegschancen eröffneten.

Allerdings erfolgte die Liberalisierung keineswegs flächendeckend. Dort, wo wie im Andenraum, in Teilen Mexikos oder in Zentralamerika die Eingliederung in die Exportwirtschaft nur langsam erfolgte, blieben traditionelle indigene Lebensformen noch lange bestehen. Für diese Gemeinschaften hatte das Ende der Unabhängigkeitsrevolutionen nur eine geringe Bedeutung.

In den andinen Regionen lehnten die begüterten Kreise sogar die Abschaffung des Indigenentributs ab oder machten diese schnell wieder rückgängig, weil sie nicht bereit waren, selbst Steuern zu zahlen. Hier ging also die Abschaffung indigener Sonderrechte, nämlich des Gemeinschaftsbesitzes, mit dem Fortdauern herkömmlicher Belastungen einher. Mit dem Eintritt in die Weltwirtschaft verschlechterte sich die Lage der Indigenen vielerorts noch, weil der Wettbewerb ebenso zunahm wie die Zugriffe auf ihr Land. Die Arbeitsbeziehungen blieben demgegenüber vergleichsweise unverändert. Die Schuldknechtschaft und neue Formen der Zwangsarbeit, die angeblich das Vagabundentum eindämmen sollten, ersetzten die kolonialen Arbeitszwänge. Allerdings waren die nicht-privilegierten Bevölkerungsschichten auch aktiv an den Entwicklungsprozessen beteiligt. Sie pflegten ihre Lebensstile und informellen Institutionen, wo immer sich der Freiraum dafür bot.

Bei Bedrohungen wehrten sie sich oft effektiv und teilweise in großem Stil. Unzählige Rebellionen von Indigenen, Landarbeitern und Sklaven kennzeichneten das 19. Jahrhundert. Darüber hinaus betrieben zahlreiche Banden im Hinterland ihre eigene Form der sozialen Verweigerung. Diverse millenaristische Bewegungen waren ebenfalls Zeichen des Widerstands. Große Sozialrevolutionen ereigneten sich in diesem Jahrhundert jedoch nicht.

Die Spitze der Gesellschaftspyramide stellten mit Ausnahme Haitis die in Amerika geborenen Eliten europäischer Abstammung dar. Sie übten in Politik, Wirtschaft und Verwaltung die Macht aus. Neue ländliche Oberschichten bildeten sich auf der Basis des stetig wachsenden Großgrundbesitzes und auf Kosten der ärmeren Schichten heraus. Auch wenn man dies nicht immer offen zugeben mochte, so blieb doch die Verhinderung sozialen Wandels ein zentrales Ziel. Alte gesellschaftliche Privilegien konnte man durch geschickte Arrangements im modernen Gewand erhalten. Allerdings ergaben sich auch neue Herausforderungen und Konkurrenzsituationen. Ausländische Händler und aufstrebende Mestizen konnten erfolgreich eigene Ansprüche durchsetzen. Die soziale Differenzierung machte auch vor den kreolischen Oberschichten nicht Halt und beschleunigte sich insbesondere im letzten Drittel des 19. Jahrhunderts.

Integration in den Weltmarkt

Blieben die sozialen Entwicklungen hinter den Erwartungen zurück, so traf dies auf die wirtschaftlichen mindestens ebenso zu. Der Anfangsoptimismus erwies sich als unbegründet, die Folgen der langen Kriege und die politische Instabilität hemmten das Wirtschaftsleben. Noch 1850 waren die makroökonomischen Indikatoren in vielen Ländern der Region schlechter als im Jahre 1800. Ein trauriges Beispiel stellte Mexiko dar, das einstige Zentrum des spanischen Kolonialreichs musste nach der Unabhängigkeit chaotische Zeiten durchleben. Die ökonomischen Entwicklungen blieben im Zeitraum von 1820 bis etwa 1870 im Großen und Ganzen negativ.

Die optimistische Einschätzung der Ausgangslage stützte sich auf eine der zentralen Forderungen während der Unabhängigkeitsbewegungen: die Einführung des Freihandels. Nach dem Prinzip der Meistbegünstigung schlossen die jungen Staaten Freundschafts- und Handelsverträge mit den Europäern und den Vereinigten Staaten. Diese bildeten die Grundlage der Außenwirtschaft. Allerdings profitierten davon vor allem die Ausländer. Die Belastungen für die Lateinamerikaner ergaben sich nicht zuletzt daraus, dass die Vertragsbedingungen die nationale Wirtschaft einschränkten. So erkaufte man sich mit den Verträgen zwar die endgültige Anerkennung, verstrickte sich aber gleichzeitig in neue Formen der wirtschaftlichen Abhängigkeit. Insbesondere für Produktionsstätten innerhalb Lateinamerikas, die nicht mit den Importen konkurrieren konnten, brachte der Freihandel das Ende. Das zeigte sich etwa am Beispiel der *obrajes* in Ecuador. Zunächst jedoch spürten große Teile des Binnenlands wenig von den negativen Auswirkungen des Freihandels.

Die wirtschaftliche Öffnung ging darüber hinaus mit einer enormen Verschuldung einher. Die Regierungen erkannten die damit verbundenen Risiken nicht rechtzeitig. Schon in den 1820er-Jahren brach in Lateinamerika die erste Schuldenkrise aus. Das fast ausschließlich in England aufgenommene Kapital wurde zumeist unproduktiv investiert, denn zunächst galt es die laufenden Kosten zu decken und Altschulden abzubauen. Die Krise zwang fast alle lateinamerikanischen Staaten zur Einstellung der Zahlungen. Dies machte es für ein Vierteljahrhundert lang extrem schwierig, internationale Kapitalgeber für die Region zu interessieren. Im entscheidenden Moment des Aufbaus fehlte also das Investitionskapital. Die Regierungen behalfen sich mehr schlecht als recht mit den Außenhandelszöllen, der einzigen verbliebenen Einnahmequelle. So war die Unabhängigkeit der jungen Staaten mit der schweren Hypothek hoher Auslandsschulden belastet.

Ab Mitte des 19. Jahrhunderts übernahmen vielerorts Handels- und Bildungsbürger die Macht. Sie unternahmen Anstrengungen, den Fortschritt zu fördern, indem sie europäischen Vorbildern nacheiferten. Sie hatten erkannt, dass sich in den ersten Jahrzehnten nach der Unabhängigkeit vieles falsch entwickelt und die Rückständigkeit vertieft hatte. Die Stagnation von Wirtschaft und Gesellschaft wollten sie überwinden. Dies sollte durch eine gezielte Öffnung in das Weltwirtschaftssystem erfolgen. Angesichts der steigenden Nachfrage in Europa und den

USA boten die lateinamerikanischen Rohstoffe ein Pfund, mit dem sich wuchern ließ.

Liberale Grundprinzipien bestimmten das Denken dieser Elite. Eine Idealvorstellung im Bereich der politischen Ethik war das leistungs- und verantwortungsbereite Individuum. In wirtschaftlicher Hinsicht ging man von Freihandel und Laissez-faire ebenso aus wie von einer internationalen Arbeitsteilung. Demnach kam Lateinamerika die Rolle eines Rohstoffexporteurs und Fertigwarenimporteurs zu. Der Staat sollte in diesem Zusammenhang das Funktionieren der Exportwirtschaft garantieren. Als Maxime dieser Exportpolitik galt die weitere Liberalisierung des Wirtschaftslebens, indem man menschliche Arbeitskraft freisetzte und den freien Zugangs zu Land und Bodenschätzen gewährte. Die Wirtschaftszweige, die nicht für den Export arbeiteten, sahen sich dadurch in den Hintergrund gedrängt.

Das Exportwachstum, so die Ausgangsvermutung, würde den notwendigen Strukturwandel zur modernen Marktwirtschaft ermöglichen und eine gesteigerte Produktivität bewirken. Mit europäischen Anleihen finanzierten die modernisierungswilligen Eliten im 19. Jahrhundert den Ausbau von Transportmitteln – wie vor allem der Eisenbahn, die wie keine andere Innovation dieser Zeit als ungebremster Motor des Fortschritts galt.

Das Wachstum von Industrie und Bevölkerung in Europa schuf in der zweiten Jahrhunderthälfte günstige Bedingungen für die lateinamerikanische Wirtschaftspolitik. Die Nachfrage nach Lebensmitteln, Rohstoffen und tropischen Produkten wie Tabak, Kakao, Kaffee, Kautschuk und Zucker stieg in diesem Zeitraum unvermindert an. Um den steigenden Bedarf zu befriedigen, baute man die überseeischen Dampferverbindungen aus und erschloss auch das Hinterland verkehrstechnisch. Da der gewerbliche Sektor nur unzureichend entwickelt war, konnte die Nachfrage nach Fertigwaren nicht befriedigt werden. Die europäischen Massenprodukte waren billiger und besser als die Produkte der einheimischen Manufakturen, daher waren Importe erforderlich. Für den Ausgleich der Handelsbilanz mussten wiederum die Exporte gesteigert werden. Dieses Wirtschaftsmodell war allerdings krisenanfällig. Um ausländische Investoren anzulocken, mussten oft weitreichende Sonderrechte vergeben werden. Ein Beispiel war der sogenannte Grace-Vertrag, den die peruanische Regierung 1890 zum eigenen Nachteil abschloss. Ende des 19. Jahrhunderts stellten Kritiker dieses liberale

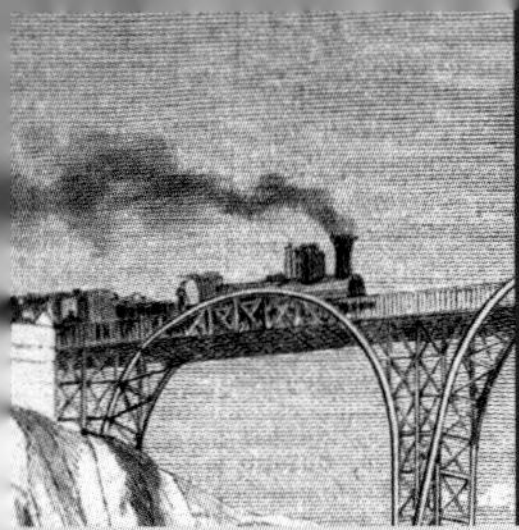

Die Eisenbahn und der Traum vom Fortschritt

Der Eisenbahnbau galt aus wirtschaftshistorischer Sicht als Motor des Wirtschaftswachstums und der Industrialisierung im 19. Jahrhundert. Es stellt sich die Frage, warum dieses in Lateinamerika ausblieb. Liberale Interpreten haben behauptet, dass dies vor allem auf den späten Start der Eisenbahnen in Lateinamerika zurückzuführen sei. Dependenztheoretiker wiederum gehen davon aus, dass die Abhängigkeit der Eisenbahnen vom ausländischen Kapital die Fehlentwicklungen verursacht habe.

Der größte Anteil an direkten Auslandsinvestitionen in Lateinamerika, nämlich mehr als dreißig Prozent der Gesamtsumme, ging in diesem Zeitraum in den Eisenbahnbau. Das war kein Wunder, denn Eisenbahnen galten als Sinnbild des Fortschritts. Ferner wurde in keinem Bereich die Dominanz der Briten so deutlich wie hier. Die erste Eisenbahn Lateinamerikas fuhr schon 1834 auf Kuba. Der stärkste Ausbau des Streckennetzes erfolgte zwischen 1880 und 1900 insbesondere in Argentinien, Brasilien und Mexiko, den drei Ländern mit den meisten Schienenkilometern. Dieser lateinamerikanische Eisenbahnboom lässt sich darauf zurückführen, dass ausländische Unternehmen, allen voran britische, bereits bestehende lokale Linien aufkauften und übernahmen sowie die entsprechenden Regierungskonzessionen erwarben.

In den boomenden Ländern führte der massive Eisenbahnbau zu einer enormen staatlichen Verschuldung sowie später zur Einstellung des Schuldendienstes. Die Tätigkeit der Eisenbahngesellschaften rief überall heftige Kritik hervor. Dies lag vor allem an der Monopolposition: hohe Preise bei gleichzeitig schlechtem Service verursachten Unzufriedenheit. Für die lateinamerikanischen Regierungen ergab sich daraus ein Dilemma. Sie mussten Anreize dafür schaffen, dass die Europäer die Streckennetze weiter ausbauten, um das staatliche Entwicklungsziel, die Erschließung des gesamten Landes, zu erreichen. Insgesamt lässt sich festhalten, dass die Eisenbahnen die Orientierung auf den Export und damit den ausländischen Zugriff verstärkten und dadurch letztendlich alternative Entwicklungswege verhinderten. ■

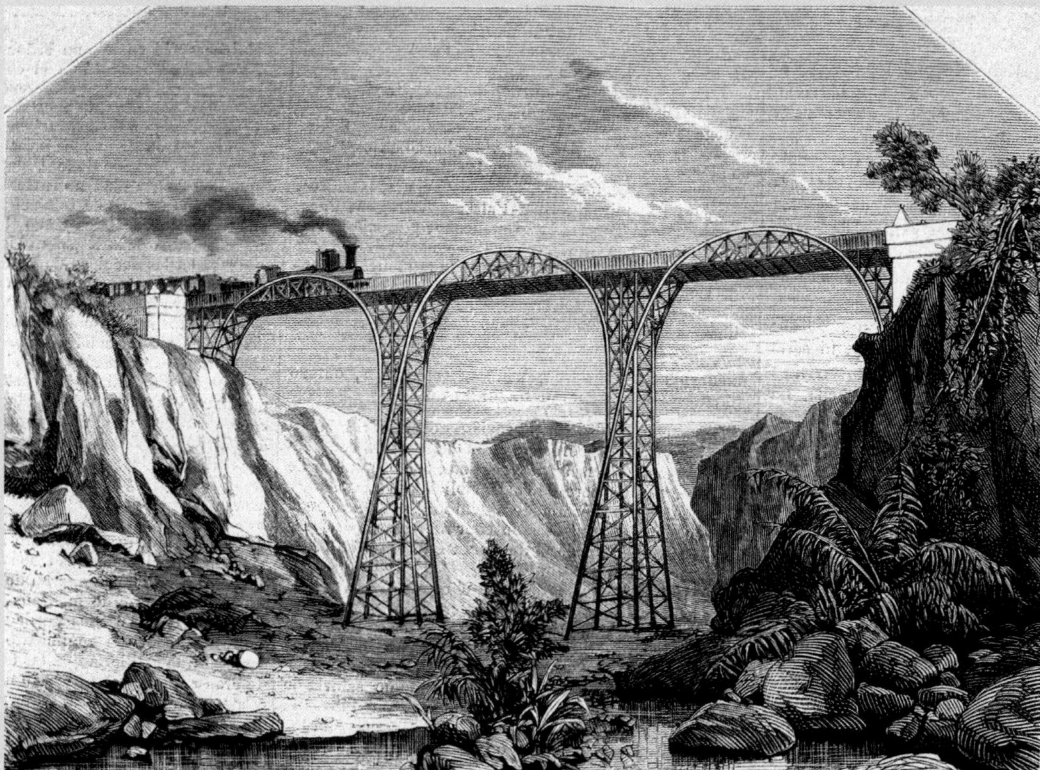

Die 1872 fertiggestellte Brücke über die Schlucht von Metlac war die gewagteste Konstruktion der Eisenbahnstrecke von Veracruz nach Mexiko-Stadt.

Fortschrittsparadigma erstmals in Frage. Der Untergang Europas im Ersten Weltkrieg bildete schließlich einen Wendepunkt.

Zuvor jedoch bestimmte das liberale Fortschrittsdenken das politische Leben. Dazu gehörte auch der Kampf gegen Relikte einer angeblich überkommenen Vergangenheit. So bekämpften die Eliten den weltlichen Einfluss der Kirche wie etwa in Mexiko unter Benito Juárez. Auch die Modernisierung des Bildungswesens war ihnen ein wichtiges Anliegen. Dabei zeichnete sich beispielsweise der argentinische Präsident Domingo Faustino Sarmiento aus. Schließlich zählten der Ausbau der Infrastruktur und der Städte zu den Zielen der Reformer.

Der Kirchenkampf führte vielerorts zu heftigen Auseinandersetzungen. In Kolumbien etwa trug er zu Bürgerkriegen zwischen Liberalen und Konservativen bei. Sie spiegelten die alten Konflikte zwischen Stadt und Land, Moderne und Tradition, Exportorientierung und Großgrundbesitz wider. Einen Tiefpunkt erreichte das Land während des „Tausend-Tage-Kriegs" von 1899 bis 1902.

Die Reformer schätzten die Entwicklungsmöglichkeiten der eigenen Bevölkerung in der Regel pessimistisch ein. Ihre Idealvorstellung war es, die europäische „Zivilisation" in ihr „barbarisches" Umfeld zu holen. Dafür reichten Waren und Geld sowie intensive wirtschaftliche Beziehungen zu Europa allerdings nicht aus. Für die Europäisierung der Lebenswelt musste nach Meinung vieler Zeitgenossen mehr getan werden. Der Argentinier Juan Bautista Alberdi etwa setzte sich für die „Aufweißung" der Bevölkerung Lateinamerikas durch Masseneinwanderung aus Europa ein – die riesigen noch weitgehend unerforschten Regionen des Hinterlands wie etwa in Patagonien sollten auf diese Weise erschlossen und nutzbar gemacht werden.

Gesetze zur Förderung der Einwanderung hatten die unabhängigen Staaten schon in der ersten Hälfte des 19. Jahrhunderts erlassen. Eine aktive Einwandererwerbung setzte jedoch erst in der zweiten Jahrhunderthälfte ein. Dabei taten sich vor allem die argentinische, die brasilianische und die chilenische Regierung hervor. Im letzten Drittel des 19. Jahrhunderts konnte sich diese Politik zunehmend auch auf positivistische und sozialdarwinistische Argumente stützen. Die verantwortlichen Politiker wollten in erster Linie Auswanderungswillige aus den nordwesteuropäischen Ländern anlocken. Süd- und Osteuropäer sowie Juden wollte man demgegenüber fernhalten. In der Tat setzte in der zweiten Jahrhunderthälfte eine Masseneinwanderung nach Amerika ein, die sich vor allem aus Europäern und zum geringeren Teil auch aus Asien speiste. Der allergrößte Teil wendete sich nach Nordamerika; nur rund ein Fünftel, rund zehn Millionen, kamen in den Süden des Doppelkontinents. Massenhafte Einwanderung gab es nur in Argentinien, Brasilien und mit Abstrichen in Chile und Uruguay. Dort bildeten die Einwanderer einen hohen Bevölkerungsanteil und beeinflussten die gesellschaftliche Entwicklung erheblich. Mit der Masseneinwanderung ergaben sich jedoch auch neue soziale Probleme.

Imperialistische Rivalitäten

Die Integration Lateinamerikas in den Weltmarkt schuf auch in anderen Bereichen neue Schwierigkeiten. In den Außenbeziehungen ergaben sich Spannungen, weil die Schulden, die im Vertrauen auf eine erfolgreiche Zukunft aufgenommen worden waren, erneut nicht pünktlich abgezahlt wurden. Ausländer litten unter den Folgen von Bürgerkriegen und machten Entschädigungsansprüche geltend. Es kam erneut zu Konflikten mit den europäischen Großmächten. Sie zeigten mehr als deutlich, dass die internationalen Machtasymmetrien sich im Lauf des 19. Jahrhunderts keineswegs verringert hatten.

Der imperialistische Wettlauf um die Aufteilung der Erde betraf zwar Lateinamerika nur noch mittelbar, jedoch warf er seinen Schatten auf die internationalen Beziehungen in der Region. In wirtschaftlicher Hinsicht kam Großbritannien die unbestrittene Rolle einer informellen Hegemonialmacht zu. Doch auch der klassische Kolonialismus regte sich in den 1860er-Jahren noch einmal. Als selbst ernannter Hüter der „lateinischen Rasse", der *latinité*, entwickelte Napoleon III. im Verbund mit den Spaniern imperialistische Pläne, die wesentlich weiter gingen als die Interventionen der ersten Jahrhunderthälfte. Der Ausfall der Vereinigten Staaten, die durch den Bürgerkrieg gebunden waren, machte diese Abenteuer der europäischen Invasoren erst möglich. Das mexikanische Kaiserreich unter dem Habsburger Maximilian (1864–67) war die Frucht dieser französischen Politik. Es sollte sich allerdings nicht lange halten, da die liberalen Kräfte Mexikos sich erfolgreich dagegen wehrten. Damit war die Idee, eine europäischen Monarchie in Lateinamerika wiederherzustellen, ein für alle Mal gescheitert.

Nach dem französischen Mexikoprojekt änderten sich die internationalen Rahmenbedingungen entscheidend. Ein Jahr nach der Erschießung Maximilians brach in Kuba ein Aufstand gegen die spanische Herrschaft aus. Dieser Unabhängigkeitskampf dauerte mit Unterbrechungen mehrere Jahrzehnte, ehe die Vereinigten Staaten eingriffen. Durch die Erklärung von Präsident James Monroe im Jahr 1823, die sogenannte Monroe-Doktrin, hatten die Vereinigten Staaten schon früh eine Sonderrolle auf dem Doppelkontinent eingenommen. 1898 nutzten sie die offensichtliche Schwäche Spaniens und traten in den kubanischen Krieg ein. Mit dem Friedensvertrag von Paris im Dezember desselben Jahres endete die Kolonialherrschaft Spaniens in Amerika endgültig. Die Vereinigten Staaten stiegen damit zur Hegemonialmacht im nördlichen Lateinamerika auf. Wenige Jahre später machten sie ihre Machtansprüche deutlich, als sich die Provinz Panama 1902/03 von Kolumbien trennen wollte. Washington unterstützte die panamaischen Rebellen und sicherte sich im Gegenzug die Lizenz für den Bau des interozeanischen Kanals, einem jahrhundertealten Traum. In wirtschaftlicher Hinsicht ergänzte diese Politik eine Initiative zu einem neuen Panamerikanismus, welche die USA bereits 1889/90 mit einer Konferenz ergriffen. Wenige Jahrzehnte später begannen US-amerikanische Händler und Investoren unterstützt von einer aktiven Außenwirtschaftspolitik die lateinamerikanischen Märkte zu durchdringen.

Die Suche nach Identität

Die kreolischen Oberschichten waren seit der Kolonialzeit auf der Suche nach einer Identität. Dabei orientierten sie sich einerseits an den Mutterländern, denen sie nacheiferten, andererseits aber auch am amerikanischen Umfeld, aus dem sie Selbstbewusstsein bezogen. Die Phase der Unabhängigkeitskriege sorgte auch für eine geistige Trennung von den Metropolen: Man wollte die koloniale Erblast auch in kultureller Hinsicht abschütteln. Die iberischen Länder, insbesondere Spanien, galten in Amerika nun als Musterbeispiel für Rückschrittlichkeit und Gewaltherrschaft. Frankreich und England dagegen, die Zentren des aufgeklärten Europas, stiegen in dieser Phase zum neuen Maßstab auf.

Bei der Suche nach dem Eigenen, auf dem die neuen Staaten fußen sollten, blieb Europa der entscheidende Bezugspunkt. Der bekannteste lateinamerikanische Denker dieser Zeit, der Venezolaner Andrés Bello (1781–1865), lebte fast zwei Jahrzehnte in London. Erst 1829 ging er nach Chile und schrieb seine richtungweisenden rechts- und sprachwissen-

Das eigene Amerika und die ethnische Vielfalt dienten als Quelle von Kraft und Selbstbewusstsein und bildeten somit einen weiteren Bezugspunkt für die lateinamerikanische Identität. José Martí (1853–1895), der kubanische Dichter und Freiheitskämpfer, war der Vordenker einer Bewegung, die einen neuen Panamerikanismus wollte – einen Panamerikanismus, der von den Lateinamerikanern ausging. Das Schlagwort „Unser Amerika" brachte den impliziten Gegensatz zu Nordamerika zum Ausdruck. Damit verband sich die Integration der autochthonen und ausgegrenzten Kulturen in einer neuen Vision der eigenen Identität. „Unser Amerika" sollte nach Meinung vieler Anhänger auch gemeinsam gegen die nordamerikanische Gefahr zusammenstehen. Dieses Denken war innovativ und beeinflusste die lateinamerikanische Geistesgeschichte im 20. Jahrhundert nachhaltig.

schaftlichen, philosophischen und literarischen Arbeiten. Die Anziehungskraft, die der alte Kontinent in diesem Zeitraum auf junge Lateinamerikaner der sozialen Elite ausübte, war enorm. Der Fortschritt, den sie in Europa suchten, hatte auch eine kulturelle Seite. Europäische Lösungsvorschläge galten als Allheilmittel für dringende lateinamerikanische Entwicklungsprobleme wie die fehlende nationale Integration und die Marginalisierung breiter Bevölkerungsschichten. Wer sich nicht in die Nation integrieren lassen wollte oder konnte, für den war nach diesem Verständnis kein Platz. Mit dieser Argumentation versuchte man etwa die Ausmerzung der indigenen Bevölkerung zu legitimieren.

Europäische Einflüsse wirkten sich sogar namensgebend aus. In der zweiten Jahrhunderthälfte kristallisierte sich der Begriff „Lateinamerika" heraus. Er entstammte ursprünglich dem panlateinischen Denken Frankreichs. In den 1860er-Jahren griff man ihn in Amerika dankbar auf und bekannte Denker wie der Chilene Francisco Bilbao oder der Kolumbianer José María Torres Caicedo verbreiteten ihn. Einerseits implizierte er die Abgrenzung von Spanien und andererseits von den Vereinigten Staaten, deren Expansionismus zunehmend bedrohlich erschien. Im Begriff „Lateinamerika" schwang der Anspruch auf kulturelle und politische Eigenständigkeit mit.

Allerdings hatte die Europabegeisterung auch Grenzen. Traditionalistische und patriarchalische Vorstellungen konnten sich vielerorts halten. Öffentliche Kritik regte sich gegen den überbordenden Modernisierungseifer und der peinlichen Nachahmung jeder europäischen Mode. Innerhalb der aufgeklärten Eliten gab es auch Stimmen, die für eine stärkere positive Berücksichtigung der indigenen, afroamerikanischen und anderen nicht-privilegierten Bevölkerung plädierten. Eine vollständige Europäisierung, so argumentierten sie, sei eine Chimäre. Es gelte, diese Bevölkerungsgruppen anzuerkennen und sich realistisch

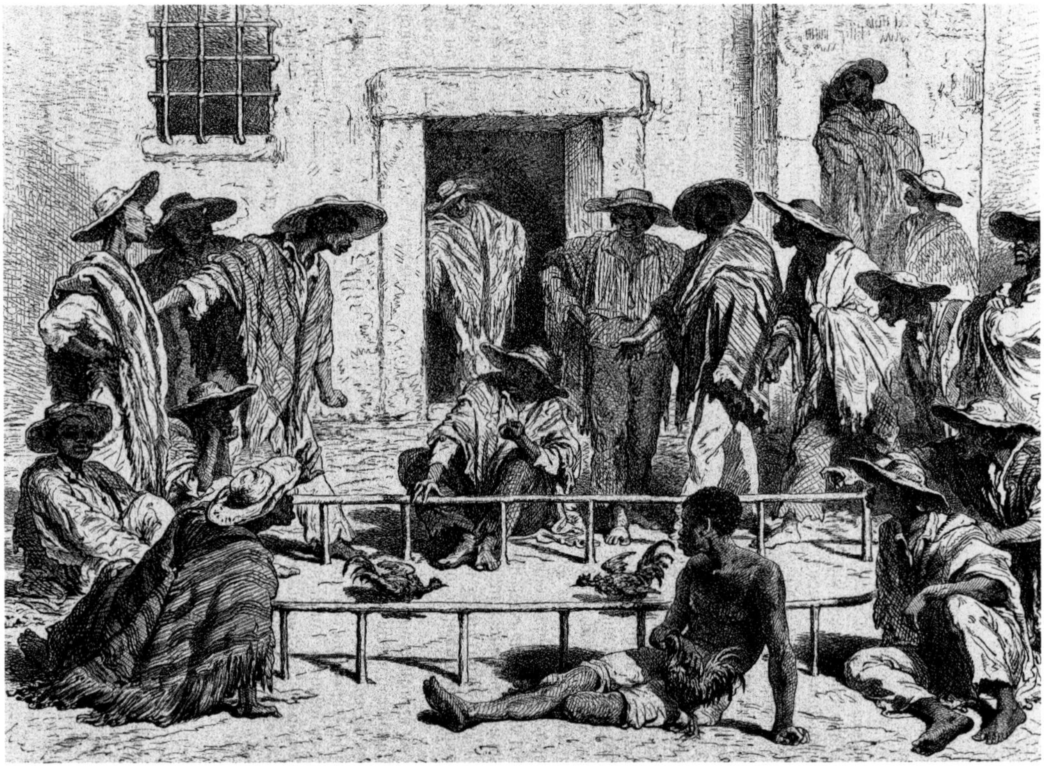

Populäre Vergnügungen wie Hahnen- oder Stierkämpfe boten den nicht-privilegierten Bevölkerungsschichten Gelegenheit zu Zerstreuung und Austausch.

mit der eigenen Wirklichkeit auseinanderzusetzen. Manche kehrten sich als Reaktion auf die ausbleibenden oder sich nur schleppend vollziehenden Entwicklungsprozesse gar vollständig von der Europäisierungsideologie ab. Die Verärgerung über die Dominanz der Europäer im eigenen Land trug dazu bei. Anstelle Europas verherrlichten diese Kreise oft das indigene Erbe, wobei ihnen der romantische Historismus und das antispanische Denken als Inspirationsquelle dienten. Der Indigene wurde als „edler Wilder" des Zeitalters der Aufklärung quasi wiederentdeckt.

In der sozialen Wirklichkeit interessierten sich die Europaanhänger in der Regel ebenso wenig für die große Masse der Bevölkerung aus Indigenen, Afroamerikanern und Mischlingen wie ihre Kritiker. Die Unterschichten vor allem auf dem Land und auch in den wachsenden Städten wussten sich jedoch durchaus gegen den Druck der Europäisierung zur Wehr zu setzen. Sie pflegten ihre Traditionen und ihr Wertesystem, das sich weniger am Individuum als an der Gemeinschaft orientierte.

Der Elitendiskurs wandelte und differenzierte sich um die Wende vom 19. zum 20. Jahrhundert. Da die alte Kolonialmacht Spanien nach dem Verlust der beiden Karibikinseln keine unmittelbare Bedrohung mehr darstellte, konnte ab 1898 mit dem Panhispanismus eine Bewegung entstehen, die in kultureller Hinsicht die Verbundenheit zum alten Mutterland betonte. Die Abgrenzung von der neuen Gefahr, die vom Utilitarismus der Vereinigten Staaten auszugehen schien, war zentral. Die Berufung auf traditionelle Werte machte dieses Denken vor allem für Konservative interessant. Oft mischte sich letzteres mit rassistischen Vorurteilen gegenüber der ethnisch heterogenen Bevölkerung. Daraus leiteten sich Zukunftsprognosen ab, die von Pessimismus geprägt waren und die Entwicklungsfähigkeit der eigenen Region infrage stellten.

Die Unabhängigkeit brachte keineswegs die von vielen erträumten goldenen Zeiten. Die Entstehung der Staaten war im Lauf des 19. Jahrhunderts mit vielen Problemen belastet. Das Erbe der Kolonialzeit machte sich auf allen Ebenen des Lebens noch lange Zeit bemerkbar, und in der Karibik war die europäische Kolonialherrschaft noch nicht einmal vollständig beendet. Die innenpolitische Entwicklung der unabhängigen Republiken pendelte anfangs zwischen Verfassungsstaat und Caudillismus. Konservative und Liberale, Zentralisten und Föderalisten trugen ihre Konflikte in oft blutigen Bürgerkriegen aus. Wenig Beachtung fanden die sozialen Probleme, welche die Ausgrenzung der breiten Masse aufwarf. Die Verantwortlichen in den unabhängigen Staaten waren, wenn überhaupt, dann nur halbherzig zu gesellschaftlichem Wandel bereit. Die Lage der Unterschichten stellte eine große Herausforderung für die Region dar. Ebenso problematisch war die Einbindung Lateinamerikas in den Weltmarkt, die vor dem Hintergrund der imperialistischen Bedrohung durch Europäer und US-Amerikaner erfolgte. Hier ergaben sich schon bald neue Abhängigkeiten. Gegen Ende des 19. Jahrhunderts begannen lateinamerikanische Eliten damit, sich aus diesen Zwängen zu lösen und eigene Identitäten zu suchen, die sich nicht mehr zwanghaft an ausländischen Modellen orientierten.

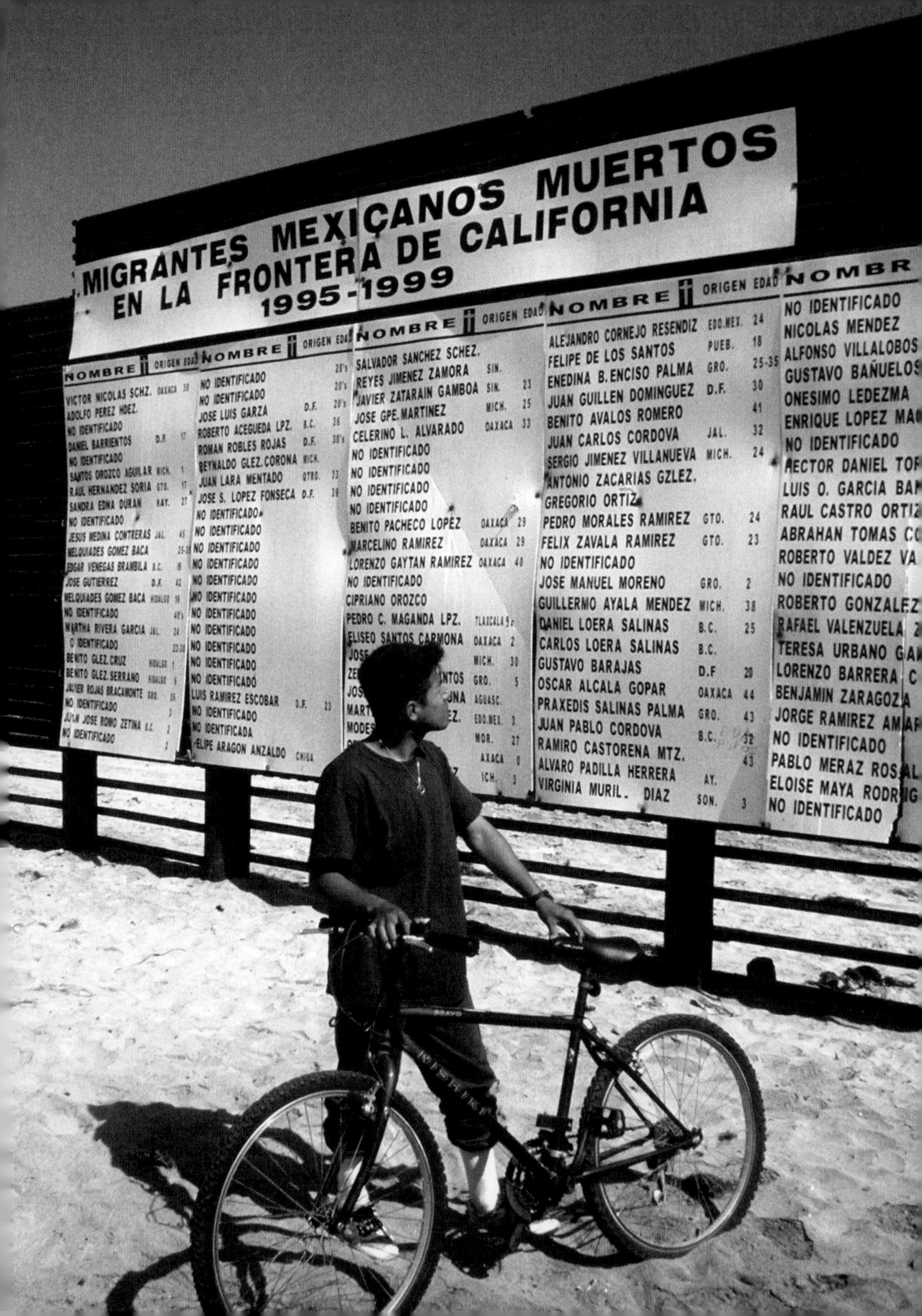
MIGRANTES MEXICANOS MUERTOS
EN LA FRONTERA DE CALIFORNIA
1995-1999
NOMBRE
ORIGEN
EDAD
SALVADOR SANCHEZ SCHEZ.
REYES JIMENEZ ZAMORA
JAVIER ZATARAIN GAMBOA
JOSE GPE. MARTINEZ
CELERINO L. ALVARADO
NO IDENTIFICADO
BENITO PACHECO LOPEZ
MARCELINO RAMIREZ
LORENZO GAYTAN RAMIREZ
CIPRIANO OROZCO
ALEJANDRO CORNEJO RESENDIZ
FELIPE DE LOS SANTOS
ENEDINA B. ENCISO PALMA
JUAN GUILLEN DOMINGUEZ
BENITO AVALOS ROMERO
JUAN CARLOS CORDOVA
SERGIO JIMENEZ VILLANUEVA
ANTONIO ZACARIAS GZLEZ.
GREGORIO ORTIZ
PEDRO MORALES RAMIREZ
FELIX ZAVALA RAMIREZ
NO IDENTIFICADO
JOSE MANUEL MORENO
GUILLERMO AYALA MENDEZ
DANIEL LOERA SALINAS
CARLOS LOERA SALINAS
GUSTAVO BARAJAS
OSCAR ALCALA GOPAR
PRAXEDIS SALINAS PALMA
JUAN PABLO CORDOVA
RAMIRO CASTORENA MTZ.
ALVARO PADILLA HERRERA
VIRGINIA MURIL. DIAZ
NO IDENTIFICADO
NICOLAS MENDEZ
ONESIMO LEDEZMA
NO IDENTIFICADO
NO IDENTIFICADO

Gewalt und neue Globalisierung – 20. und frühes 21. Jahrhundert

Drei Faktoren führten um 1910 zur Verdichtung und Beschleunigung auf vielen verschiedenen Ebenen: Die sozialen Probleme, der Nationalismus und die globalen Krisen schlugen die Region in ihren Bann. Man kann mit Recht von einer neuen Periode der lateinamerikanischen Geschichte sprechen: von 1910 bis zur Wende von 1990.

Der Aufstieg des Nationalismus (1910–1945)

Gerade aus kulturhistorischer Perspektive erscheinen die Jahre zwischen 1910 und 1945 als zusammenhängende Umbruchphase. Die Modernisierung führte in diesem Zeitraum dazu, dass sich Lateinamerika zunehmend differenzierte. Das Jahr 1910 eignet sich gut für den Beginn dieser Periodisierung, weil hier viele Staaten die Hundertjahrfeiern ihrer Unabhängigkeit erlebten und sich in diesem Kontext auch kritische Stimmen äußerten, um insbesondere auf die sozialpolitischen Versäumnisse hinzuweisen. Außerdem führten die wirtschaftlichen und sozialen Folgen des Ersten Weltkriegs zu einer prinzipiellen Neuausrichtung gegenüber Europa. Durch den Zusammenbruch des klassischen liberalen Weltwirtschaftssystems musste man sich fast überall gezwungenermaßen stärker auf die Vereinigten Staaten ausrichten. 1917 traten einige lateinamerikanische Staaten an der Seite der Alliierten in den Krieg, womit Lateinamerika auf der weltpolitischen Bühne erstmals als Subjekt in Erscheinung trat. Schließlich hatte auch die Mexikanische Revolution von 1910 über die nationalen Grenzen hinausgewirkt. Revolutionärer Wandel schien nun auch in Lateinamerika möglich. Ein Eindruck, der sich vor dem Hintergrund der Russischen Revolution von 1917 noch vertiefte.

Die häufig illegale Migration ist eines der grundlegenden Probleme der lateinamerikanischen Gegenwart. Hier steht ein junger Mann mit einem Fahrrad im April 2000 an der mexikanisch-US-amerikanischen Grenze in Tijuana in Mexiko vor einer Informationstafel, auf der die Namen der Menschen verzeichnet sind, die bei dem Versuch, die Grenze in Richtung San Diego (Kalifornien) zu überqueren, ums Leben kamen.

In der bisherigen Geschichtsschreibung wird oft die Weltwirtschaftskrise der 1930er Jahre als Zäsur interpretiert, weil sie die lateinamerikanischen Staaten in eine teilweise katastrophale Krise stürzte, auf die man mit einer entscheidenden Neuausrichtung reagierte. Der Zweite Weltkrieg und die daraus entstehende neue Weltordnung boten dafür jedoch keine Voraussetzungen. Im internationalen Rahmen gewann Lateinamerika sogar zwischen 1933 und 1945 an Gewicht, weil die USA ihre Nachbarn im Kampf gegen Faschismus und Nationalsozialismus in Europa benötigten. Mit dem Sieg der westlichen Demokratien gegen die Achsenmächte würde, so hoffte man, auch im Subkontinent eine neue Ära der Demokratie beginnen.

Die Mexikanische Revolution

Am Anfang der Epoche stand eine Revolution, die zweifellos zu den zentralen Ereignissen der Weltgeschichte gezählt werden muss. Dass diese Revolution gerade in Mexiko ausbrach, überraschte viele zeitgenössische Beobachter, galt das Land doch als Musterland der Entwicklung gemäß dem europäischen Fortschrittsmodell. Was zunächst nur wie ein weiterer Staatsstreich im ohnehin gebeutelten Lateinamerika aussah, entpuppte sich als wichtige Umwälzung. 1910, im Jahr des hundertjährigen Jubiläums der mexikanischen Unabhängigkeit, rebellierte die liberale Opposition unter Francisco I. Madero (1873–1913), einem Angehörigen der Oberschicht, gegen die anstehende Wiederwahl von Porfirio Díaz (1830–1915). Der greise Diktator hatte Mexiko seit 1876 regiert und grundlegend verändert, unter anderem indem er sich auf ausländisches Kapital und blutige Repression stützte. Die Revolution war schnell erfolgreich, und wenige Monate nach ihrem Ausbruch musste Díaz 1911 das Land fluchtartig verlassen.

Mit der Wahl Maderos zum neuen Präsidenten war der Prozess jedoch keineswegs abgeschlossen. Durch seine kompromissbereite Haltung gegenüber den alten Eliten stärkte Madero gerade die konterrevolutionären Kräfte und verstörte viele seiner eigenen Anhänger. Die unzufriedenen, nur durch den gemeinsamen Kampf gegen Díaz geeinten Gruppen verselbstständigten sich, und ein Bürgerkrieg brach aus. Pascual Orozco (1882–1915) und später Francisco (Pancho) Villa (1878–1923) führten die Bewegung im Norden Mexikos an. Im Süden hieß der Anführer Emiliano Zapata (1879–1919). Sozialrevolutionäre Forderungen – insbesondere nach einer Bodenreform – verbreiteten sich. Zunächst setzte sich die Konterrevolution durch. Mithilfe des US-amerikanischen Botschafters stürzte General Victoriano Huerta 1913 Präsident Madero. Allerdings überlebte Huertas Regime die andauernden Kämpfe nicht lange.

Mit dem Gouverneur und Großgrundbesitzer Venustiano Carranza kamen nun die sogenannten Konstitutionalisten an die Macht. Sie verfolgten einen eher konservativen Kurs und bekämpften die radikalen Kräfte um Villa und Zapata. Die Konstitutionalisten spalteten in der Folgezeit ihre Feinde und besiegten sie einzeln. Carranza konnte sich bis 1916 durchsetzen. Selbst die Vereinigten Staaten, die die Revolution an ihrer Südgrenze mit großer Skepsis verfolgt und wiederholt militärisch eingegriffen hatten, erkannten dies an. Obwohl die Kämpfe an-

Die Revolutionsführer des Nordens und des Südens, Pancho Villa und Emiliano Zapata, trafen Ende 1914 in der mexikanischen Hauptstadt kurz zusammen.

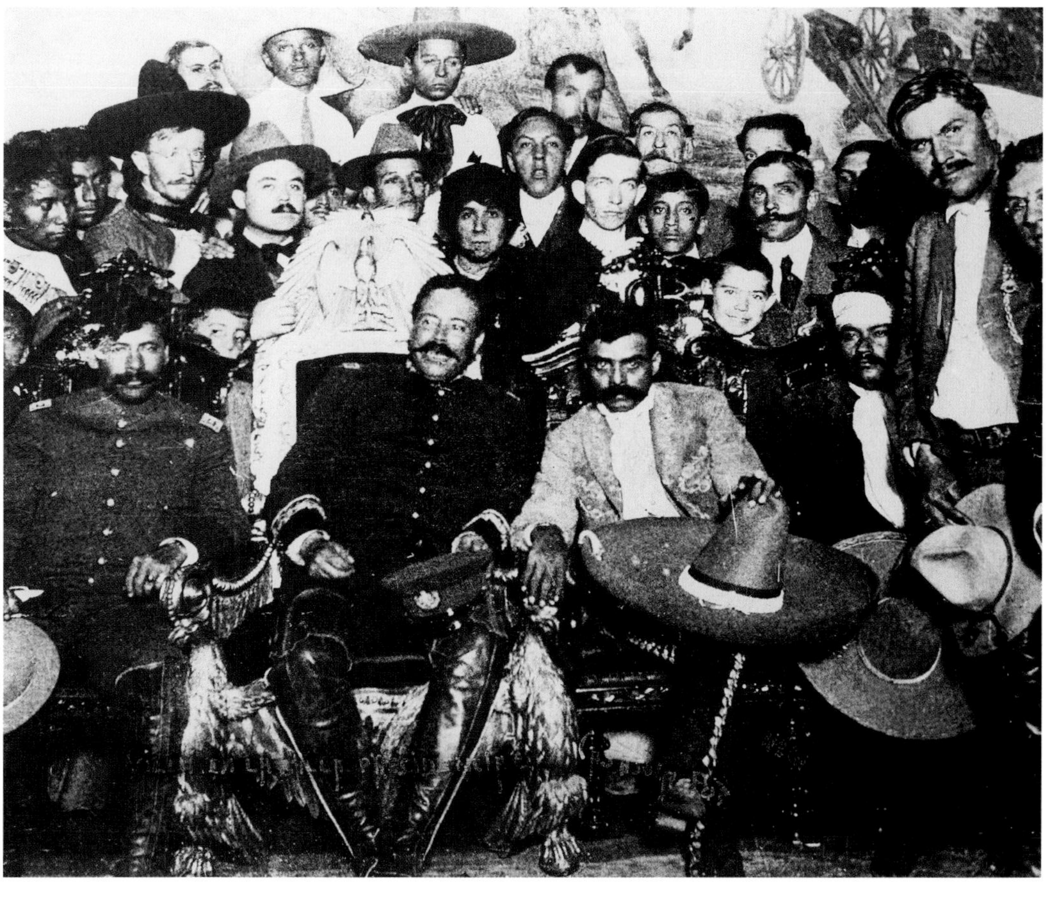

dauerten, berief man eine verfassunggebende Versammlung ein, um die neue Regierung zu legitimieren. Wenngleich Carranzas dies zunächst verhindern wollte, wies die Verfassung von 1917 bereits diverse sozialpolitische Bestimmungen auf, die jedoch zumeist erst in den 1930er-Jahren umgesetzt werden konnten. Nach den Attentaten gegen Zapata 1919, Carranza 1920 und Villa 1923 trat allmählich eine Stabilisierung der innenpolitischen Lage ein. 1928 gründete sich eine Staatspartei, die ab 1946 den Namen „Partei der Institutionalisierten Revolution" (Partido Revolucionario Institucional, PRI) trug. Mehr als fünfzig Jahre regierte sie Mexiko.

Durch die Diskussion um den sozialrevolutionären Wandel, der zumindest in Ansätzen auch umgesetzt wurde, und vor allem durch die Verbreitung eines revolutionären Nationalismus kam der Mexikanischen Revolution kontinentale Bedeutung zu. Direkte Kausalzusammenhänge gab es zwar keine, allerdings fachten die mexikanischen Ereignisse und Debatten soziale Bewegungen in zahlreichen lateinamerikanischen Staaten an. Auch die Russische Revolution 1917/18 und die Umwälzungen des Versailler Friedensschlusses verstärkten dies. In diesen Jahren erschütterte eine große Streikwelle fast den gesamten Subkontinent. Vielerorts kam es zu Sozialprotesten, wenngleich sie nicht überall in bürgerkriegsähnliche Unruhen ausarteten, wie während der „tragischen Woche" (*semana trágica*) in Argentinien.

Soziale Ungleichheit und Protest

Die tief verwurzelten Ungleichheiten in den lateinamerikanischen Gesellschaften gaben genügend Anlass zu Protest. Die Städte wuchsen in der ersten Hälfte des 20. Jahrhunderts schnell, und mit dem Entstehen einer Mittelschicht traten soziale Differenzierungen ein. Dazu zählten Akademiker und Freiberufler ebenso wie Beamte in den rasch expandierenden staatlichen Verwaltungen, Angestellte in Privatunternehmen, Kleinunternehmer oder Handwerker.

Gerade aus der gebildeten Mittelschicht kamen die Kritiker an den sozialen Missständen. Das zeigte etwa die Studentenbewegung von 1918, die von Argentinien ausging, oder die neuartige Frauenbewegung. Ihre Mitglieder fochten nicht nur für die Partikularinteressen ihrer jeweiligen Gruppe, sondern engagierten sich auch für die nicht-privilegierten Schichten.

Diese Mittelschicht war in jener Zeit allerdings noch klein. Rund vier Fünftel der Bevölkerung machte die zumeist analphabetische Unterschicht aus, die vor allem auf dem Land lebte. Die große Mehrheit der Bevölkerung verdiente ihren Lebensunterhalt als landlose Arbeiter und Tagelöhner, landbesitzende Kleinbauern und Pächter oder als kleine Gewerbetreibende. Ihr Leben bestimmten zumeist traditionelle Abhängigkeitsverhältnisse. Das Grundproblem war zweifellos die extrem ungleiche Landverteilung – die Forderung nach einer Landreform gewann sowohl während der Mexikanischen Revolution als auch bei den späteren Erhebungen in ganz Lateinamerika zentrale Bedeutung. Allerdings dauerte es selbst in Mexiko noch Jahrzehnte, ehe eine nachhaltige Reform der Landbesitzstrukturen auf den Weg gebracht wurde. Das lag nicht zuletzt an den Problemen bei der Mobilisierung der Landarbeiter.

Die Arbeiterbewegung entstand aus anarchistischen und sozialistischen Ideen, die mit den europäischen Einwanderern nach Lateinamerika kamen. Der Erste Weltkrieg ließ die organisierte Arbeiterschaft vielerorts stark anwachsen: Gewerkschaften, Arbeitervereine, Zeitungen und politische Parteien wurden gegründet. Kennzeichnend waren allerdings ideologische Grabenkämpfe zwischen Anarchisten, Syndikalisten, Sozialisten, Kommunisten und katholischen Arbeitervereinen. Zunehmend streikten die Arbeiter zur Durchsetzung ihrer Rechte. Oft reagierten Arbeitgeber und Staat mit brutaler Gewalt auf diese Arbeitskämpfe. Ein Beispiel war das Massaker an den streikenden Arbeitern in den Bananenplantagen Kolumbiens 1928, das sich in das Gedächtnis der Nation einbrannte. Jedoch regten sich in dieser Phase auch gemäßigte liberale und katholische Sozialreformer, die erste Gesetzesmaßnahmen zum Arbeiterschutz durchsetzten.

Ohnehin wanderten im Laufe der Zeit viele Landarbeiter in die neuen Industriebetriebe der Städte oder in den boomenden Bergbau ab. Die Löhne, die dort bezahlt wurden, waren in der Regel höher. Dafür mussten die Arbeiter harte Arbeitsbedingungen und prekäre, von Konjunkturschwankungen abhängige Beschäftigungsverhältnisse in Kauf nehmen. Zudem traten die einheimischen Landarbeiter dort in Konkurrenz zu den Einwanderern, die gerade in Südamerika nach dem Ersten Weltkrieg bis 1930 noch in großen Massen ankamen und vor allem Industriearbeitsplätze suchten.

Neben der sozialen blieb die ethnische Dimension grundlegend für die Ungleichheit in Lateinamerika. Die Einsicht, dass die Indigenen-Problematik eine zentrale Ursache für die Entwicklungsdefizite sein könnte, nahm in einigen Ländern seit der Jahrhundertwende stark zu. In Bolivien, Guatemala, Mexiko und Peru, wo der Anteil der indigenen Bevölkerung sehr hoch war, meldeten sich nun auch kritische Stimmen zu Wort. Insbesondere der peruanische Intellektuelle José Carlos

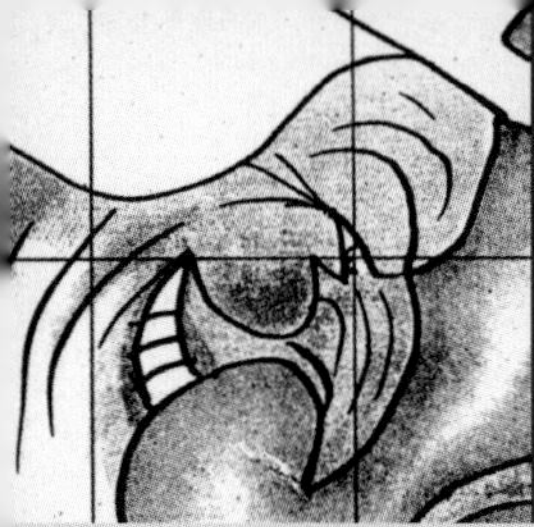

Antiimperialismus

Der chilenische Karikaturist Jorge Délano alias Coke erfand im frühen 20. Jahrhundert eine eigene Bildsprache zur Kritik am Imperialismus.

Der Antiimperialismus war ein prägendes Phänomen für diese Epoche. In Lateinamerika richtete er sich vor allem gegen die US-amerikanischen Interventionen in Zentralamerika, der Karibik und im nördlichen Südamerika. In diesem sogenannten „Hinterhof" hatten die Vereinigten Staaten wiederholt ihre Macht spielen lassen, wobei sie von der Schwäche der europäischen Mächte nach dem Ende des Ersten Weltkriegs profitierten. Schon im ausgehenden 19. Jahrhundert hatte sich in Lateinamerika auf diplomatischer Ebene dagegen Widerstand geregt. So gab es mehrere Projekte zur Etablierung von Schiedsgerichten und zur Respektierung der Souveränitätsrechte schwacher Staaten. Nach 1918 entstand daraus eine soziale Bewegung. 1924 gründete der Peruaner Víctor Raúl Haya de la Torre (1895–1979) in Mexiko die antiimperialistische Partei APRA (Alianza Popular Revolucionaria Americana). Sie strebte wie viele Intellektuelle der damaligen Zeit die panlateinamerikanische Solidarität an. Besonders intensiv verfolgte sie den Kampf nicaraguanischer Rebellen unter Augusto César Sandino (1895–1934) gegen die US-amerikanischen Besatzer in den 1920er-Jahren. Sandino erregte weltweit Aufmerksamkeit, und die Linke – vor allem die Komintern – griff seinen Kampf für Propagandazwecke auf. ■

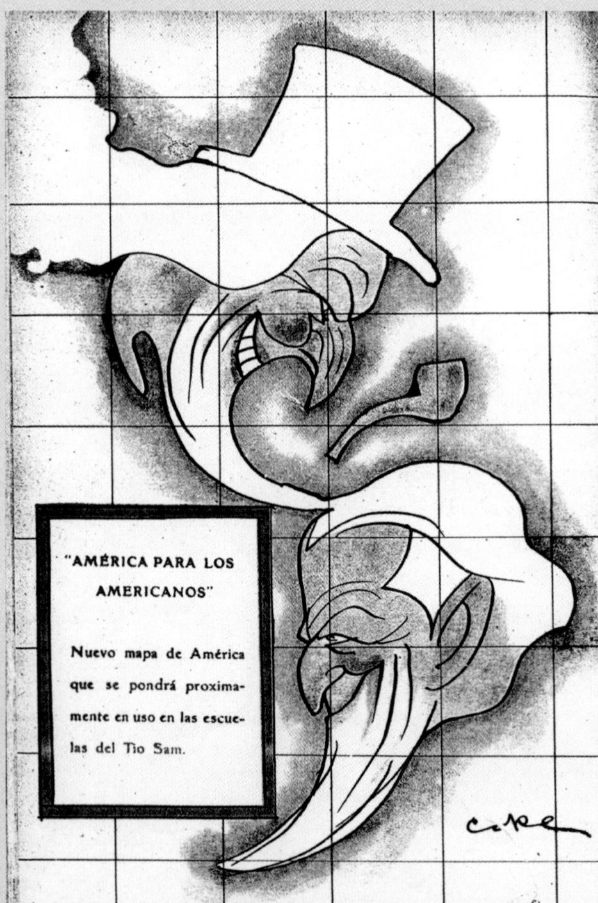

Mariátegui (1894–1930) wies in seinen Schriften auf die Unterdrückung und die schiere Not dieser Bevölkerungsgruppe hin. In Peru und Mexiko gründeten sich die ersten indigenistischen Bewegungen, die die Situation der Indigenen als gesellschaftliches Problem erkannten und nicht mehr einseitig mit kulturalistischen oder „rassistischen" Argumenten abtaten. Auch in der afroamerikanischen Bevölkerung regte sich der Widerstand. So gründeten Afrobrasilianer eigene Organisationen und prangerten in Zeitungen die Diskriminierung an, der sie in der brasilianischen Gesellschaft noch immer ausgesetzt waren.

Parallel zu den neuen sozialen Bewegungen kam es vor allem in den südlichen Ländern Lateinamerikas zu Ansätzen einer Demokratisierung. Dort erlaubte die Ausweitung des Wahlrechts den Aufstieg neuer Parteien. Die traditionellen Oligarchien verteidigten ihr Machtmonopol gegen die wachsende politische Partizipation der Bevölkerungsmehrheit, was ihnen lange Zeit mehr oder weniger erfolgreich gelang. In einem Land wie Guatemala etwa konnten sie sich, von kurzen Unterbrechungen abgesehen, bis 1945 halten. Vielerorts legte die oligarchische Herrschaft eine starke Beharrungskraft an den Tag und wurde teilweise nur oberflächlich verdrängt.

In Ländern wie Chile und Ecuador betätigten sich junge Offiziere als Motoren des Wandels. Mit ihren Entwicklungsdiktaturen bekämpften sie den Reformstau im politischen System und stützten sich dabei auf US-amerikanische Berater und Investitionen. Gleichartige Strömungen in Brasilien konnten sich gegen die konservativen Kräfte nicht durchsetzen. Letztere waren durchaus auch an einer Modernisierung der Wirtschaft interessiert, aber nicht bereit, ihre sozialen Privilegien dafür zu opfern.

Kultureller Wandel

Ähnlich wie im sozialen und politischen Bereich wandelte sich vor dem Hintergrund der Globalisierungswelle auch die Kultur. Die Ausweitung der Bildung war insbesondere den indigenistischen Bewegungen ein wichtiges Anliegen. Im revolutionären Mexiko bemühten sich die Bildungsreformer etwa, die Alphabetisierung auf dem Land voranzutreiben; in Peru gründeten sich Volksuniversitäten. Die Bedeutung der Volkserziehung zeigte sich auch in der bildenden Kunst im Werk von Muralisten wie Diego Rivera (1886–1957) und José Clemente Orozco

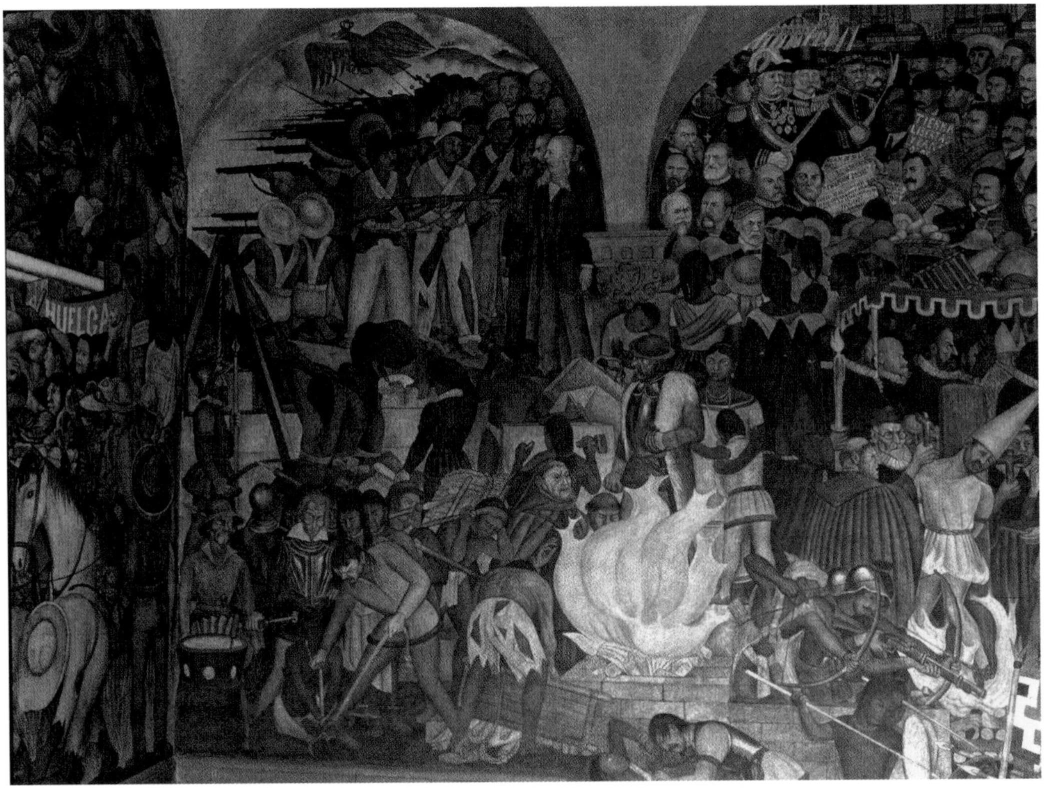

Diego Rivera, „Geschichte Mexikos: Koloniale Versklavung – Ausländische Invasion". Prunktreppe im Palacio Nacional, Mexiko, 1929–31.

(1883–1949), deren monumentale Wandgemälde didaktische Ziele verfolgten.

Diese Aktivitäten ließen sich nicht zuletzt auf die neue Wertschätzung des Eigenen zurückführen, die nun immer deutlicher zutage trat. Der nationalistische Diskurs unterschiedlicher politischer Couleur förderte diesen neuen Nationalstolz. Intellektuelle theoretisierten über die kulturelle oder gar die „rassische" Einheit. Am bekanntesten war zweifellos der mexikanische Philosoph und Politiker José Vasconcelos (1882–1959), der seine Idee der „kosmischen Rasse" bewusst gegen die Rassentheorien seiner Zeit setzte. Die für Lateinamerika typische Vermischung war laut Vasconcelos kein Defizit, sondern ein Zeichen „rassischer" Qualität.

Indigene und afrikanische Traditionen spielten in Literatur und Kunst eine größere Rolle als je zuvor. Doch auch moderne Wettbewerbssportarten wie der Fußball gewannen vor diesem Hintergrund an Bedeutung. Führend auf diesem Gebiet war in den 1920er-Jahren Uruguay, das 1930 die erstmals ausgetragene Fußballweltmeisterschaft veranstaltete und gewann. Parallel dazu regten sich neue Formen der Populärkultur – die Dynamik nordamerikanischer Einflüsse in Kino, Musik und Tanz verstanden manche als Bedrohung, während sich die junge Generation vor allem begeistert ins Vergnügen stürzte. Gegensätze und Widersprüche prägten auch in kultureller Hinsicht das frühe 20. Jahrhundert Lateinamerikas.

Wege in die Weltwirtschaftskrise

In wirtschaftlicher Hinsicht standen die Entwicklungen im Zeichen einer Neuausrichtung und waren wesentlich beeinflusst von den Folgewirkungen des Ersten Weltkriegs und von der Großen Depression. Die Wirtschaft blieb in weiten Teilen Lateinamerikas bis 1930 nach außen orientiert. Die Abhängigkeit vom Export erwies sich bereits in den 1920er-Jahren erneut als problematisch. Die zentralamerikanischen Staaten Costa Rica, Honduras und El Salvador hatten sich schon seit Ende des 19. Jahrhunderts zu sprichwörtlichen Bananenrepubliken entwickelt. Dort wie auch im Andenraum und andernorts entwickelten sich riesige Enklaven im Bergbau und im Plantagensektor, die unter der Kontrolle ausländischer Investoren (vor allem aus den Vereinigten Staaten) standen. Die Profite mussten sich die Ausländer nun aber zunehmend mit den einheimischen Oligarchien teilen.

Während des Ersten Weltkriegs setzte ein Prozess des Umdenkens ein, der daraus resultierte, dass die alten Absatzmärkte in Europa blockiert waren und es infolgedessen zu Problemen bei der Einfuhr wichtiger Fertigprodukte kam. Die Vereinigten Staaten boten mit ihren Märkten und Produkten nur eingeschränkten Ersatz. Die Krise der Außenwirtschaft schuf wichtige Impulse zum Aufbau von Industrien in der Textil-, Nahrungs- und Genussmittelbranche. Allerdings blieben diese in erster Linie auf Argentinien, Brasilien und Chile begrenzt, wo Einwanderer bereits seit Längerem kleinere Anlagen betrieben hatten.

Die Ansätze der Industrialisierung standen in engem Zusammenhang mit dem zunehmenden Städtewachstum und der wachsenden Arbeiterbewegung. In wirtschaftspolitischer Hinsicht machte sich der nationalistische Zeitgeist nun ebenfalls bemerkbar, und protektionistische Maßnahmen wurden umgesetzt. Die Nachkriegsjahre waren eine

Die Entwicklung nach Innen löste die Politik der „Entwicklung nach außen" ab. Die Binnenorientierung galt selbst für die Einwanderungspolitik und natürlich für alle Bereiche der Wirtschaft. Gerade im industriellen Sektor wurden viele Anstrengungen unternommen. Seit dem Ersten Weltkrieg hatten sich Strukturen entwickelt, in denen nun eine Industrialisierungspolitik als Ersatz für die Importe betrieben werden konnte, die Lateinamerika in den Folgejahrzehnten nachhaltig veränderte. Diese Maßnahmen profitierten von der seit 1933 wieder anziehenden weltweiten Nachfrage nach lateinamerikanischen Rohstoffen. Die relativ rasche Besserung der Lage in Ländern wie Kuba oder Venezuela war einzig und allein auf den Aufschwung der Exporte zurückzuführen. Selbst in industriellen Führungsländern des Doppelkontinents wie Brasilien und Chile war die Entspannung auf dem Exportsektor von zentraler Bedeutung.

Phase relativer Prosperität, die jedoch paradoxerweise vielerorts durch US-Kapital finanziert wurde. Investitionen in die Infrastruktur hielten bis 1930 den Glauben an den Fortschritt aufrecht. In Kolumbien unter den konservativen Regierungen oder in Peru unter der elfjährigen Diktatur Augusto Leguías (1863–1932) löste das ausländische Kapital in den 1920er-Jahren einen regelrechten „Tanz der Millionen" aus.

Der Wohlstand hing am Ende der Dekade stark von den Vereinigten Staaten und den Entwicklungen der Weltwirtschaft insgesamt ab. Als der Börsencrash von New York in der Region bekannt wurde, löste dies umgehend Bestürzung aus – panikartig zogen die US-Investoren ihre Anlagen zurück. Damit begann die Krise auch in Lateinamerika, und alle ökonomischen Indikatoren fielen in kürzester Zeit auf krisenhafte Werte. Wie schon 1914 brachen die Exportmärkte in Europa und den USA erneut weg, doch fehlte jetzt auch die Nachfrage nach kriegswichtigen Gütern. Die *terms of trade* wurden ebenfalls massiv beeinträchtigt. Für die notwendigen Importe fehlte das Geld, sie gingen daher dramatisch zurück. Die Abnahme des Außenhandels war beängstigend: Sie wirkte sich vor allem in den Ländern, die von der Ausfuhr abhingen, aus. Da die Staatshaushalte in vielen Fällen von den Zolleinkünften des Außenhandels lebten, mussten die Ausgaben auf ein Mindestmaß reduziert werden. Öffentliche Baumaßnahmen wurden sofort eingestellt. Die Arbeitslosenzahlen stiegen ebenso rasch an wie die Inflationsraten. Als Ultima Ratio blieb wieder nur, die Schuldenzahlungen einzustellen; dies galt für fast alle lateinamerikanischen Regierungen. Dringend notwendiges Auslandskapital für Umschuldungen und vor allem für Neuinvestitionen war vor diesem Hintergrund nicht zu bekommen.

Mit diesem wirtschaftlichen Debakel verlor das Dogma der Exportorientierung, der „Entwicklung nach außen", an Überzeugungskraft. Die Industrieländer gingen mit schlechtem Beispiel voran und kehrten sich vom Freihandel ab. Sie verschärften die Weltwirtschaftskrise durch rigide protektionistische Maßnahmen und wichen auch vom Goldstandard als Währungssystem ab. Die Lateinamerikaner reagierten, indem sie Devisen- und Importkontrollen einführten und die eigenen Währungen abwerteten. Man wollte die Krise durch strenge Sparsamkeit überwinden und schränkte daher die Importe ein – um diese zu ersetzen, musste die heimische Produktion entwickelt werden.

Politische Folgen

Parallel zu den einschneidenden ökonomischen Folgen zog die Weltwirtschaftskrise auch gravierende politische Umwälzungen nach sich. Staatsstreiche waren in den frühen 1930er-Jahren vielerorts an der Tagesordnung. Die Arbeitskämpfe nahmen zu und gaben neuen politischen Parteien wie Kommunisten und Sozialisten die Möglichkeit, sich auf Kosten der Anarchisten zu profilieren. Auch radikale nationalistische Kräfte waren im Aufwind. Nach langen Jahren des zwischenstaatlichen Friedens kam es wieder zu Auseinandersetzungen wie etwa im Chaco-Krieg zwischen Bolivien und Paraguay (1932–35). Die Tendenz zur Ablösung der traditionellen Oligarchie, die in Mexiko ohnehin von der Revolution hinweggefegt worden und in einigen anderen Ländern schon ausgehöhlt war, verstärkte sich nun noch. Die treibenden Kräfte bei den Umstürzen waren oft Militärs, die sich in ihrer ideologischen Ausrichtung an europäischen Vorbildern orientierten. So sympathisierten die argentinischen und bolivianischen Militärregimes dieser Phase mit den europäischen Faschismen.

Neu war das populistische Element in der Politik: Die Populisten kündigten eine Neuordnung der Gesellschaft an, wobei sie auf korporatistische und technokratische Ideen zurückgriffen. Das ging einher mit einer Ausweitung der staatlichen Interventionen auch dort, wo keine Populisten an der Macht waren. Diese staatlichen Aktivitäten konnten sich auf verbesserte Verkehrsmittel wie Autos und Flugzeuge und eine dadurch erleichterte Erschließung des Hinterlands stützen.

Der Zweite Weltkrieg

Der Zweite Weltkrieg war die dritte weltweite Krise nach dem Ersten Weltkrieg und der Wirtschaftskrise, die Lateinamerika in Mitleidenschaft zog. Seit 1919 aktiv im Völkerbund, waren die lateinamerikani-

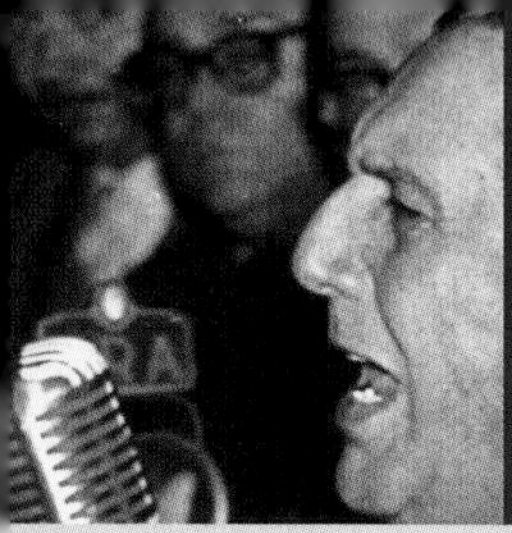

Populismus

Gestützt auf den ausgeprägten Nationalismus stiegen in den krisenhaften 1930er- und 1940er-Jahren in Südamerika vielerorts populistische Politiker auf. Exemplarisch stehen dafür Getúlio Vargas in Brasilien, Lázaro Cárdenas in Mexiko und später Juan Domingo Perón in Argentinien. Mit populistischen Maßnahmen wurde die breite Bevölkerung angesprochen. Massenorganisationen wie vor allem die Gewerkschaften brachten die populistischen Anführer auf ihren Kurs.

Aus Sicht der Populisten sollte der Staat durch sozialpolitische Reformen Ungleichheiten beseitigen, ohne Revolutionen zuzulassen. Dem nationalistischen Zeitgeist folgend betrieben die Populisten darüber hinaus zumindest rhetorisch eine protektionistische Politik zur Abgrenzung von den Großmächten und wollten wirtschaftlich autarke Strukturen schaffen. Die antiimperialistische Komponente spielte dabei eine wichtige Rolle, doch im Großen und Ganzen blieben die Populismen ideologisch ambivalent. Wichtiger als die Ideologien war das Charisma der Führungspersönlichkeiten, die ihre zumeist aus den Mittelschichten und der Arbeiterschaft stammenden Anhänger durch einen paternalistischen Führungsstil an sich banden, während die von ihnen geschaffenen Parteien wenig homogen waren. ■

Juan Domingo Perón (1895–1974) war der Prototyp eines Populisten und prägte die politische Landschaft Argentiniens im 20. Jahrhundert wie kein Zweiter.

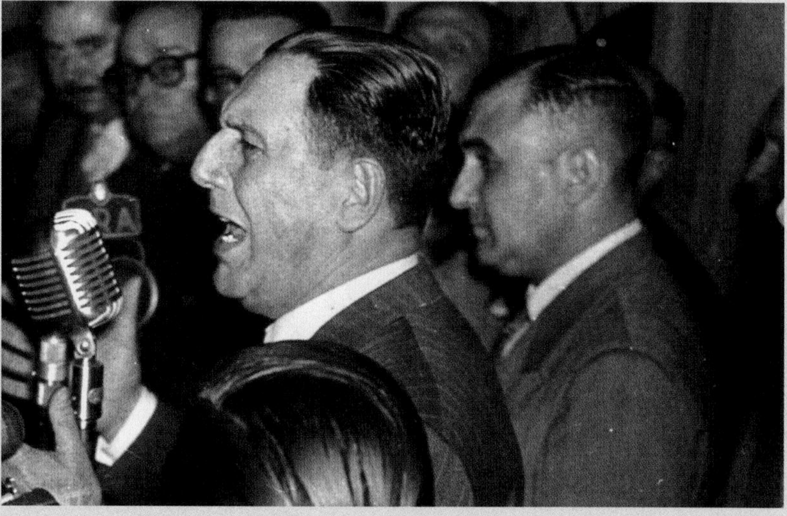

schen Staaten enger denn je in die Weltpolitik eingebunden. Unter dem Eindruck des Anti-US-Amerikanismus, der während der Großen Depression noch anstieg, nahmen die Vereinigten Staaten 1933 eine neue Weichenstellung in ihrer Lateinamerikapolitik vor: Um die südlichen Nachbarn in ein panamerikanisches Bündnis gegen die europäischen Totalitarismen einzubeziehen, verfolgte Washington nun die Politik der „Guten Nachbarschaft", bei der natürlich auch wirtschaftliche Aspekte eine maßgebliche Rolle spielten. Kulturpolitische Initiativen sollten die neue Politik akzeptabel machen, doch in Lateinamerika reagierte man zwiespältig, denn Argwohn und Abneigung gegenüber den „Yankees" waren vielerorts tief verwurzelt. Manche Regierungen nutzten die spannungsgeladene Vorkriegszeit, um die USA und ihre europäischen Kontrahenten gegeneinander auszuspielen und damit die eigenen Ziele zu erreichen. Als 1939 der Krieg begann, blieben alle Staaten des Doppelkontinents zunächst neutral, verfolgten die Ereignisse in Europa aber sorgenvoll.

Als die Japaner die Vereinigten Staaten angriffen, setzte in Lateinamerika ein Umdenken ein. Die Annäherung an den Nachbarn schien nun opportun, und das Konzept der kollektiven Sicherheit gewann an Bedeutung. Die Idee der gemeinsamen Verteidigung führte dazu, dass sich die Staaten Lateinamerikas ab 1942 nach und nach auf die Seite der Alliierten stellten. Bis auf Argentinien brachen alle Länder die Beziehungen zu den Achsenmächten ab und traten in den Krieg ein. Wie schon im Ersten Weltkrieg galten Einwanderer und ihre Nachkommen aus Deutschland, Italien und Japan als Gefahr. Sie wurden verfolgt und interniert.

Wenig enthusiastisch öffnete sich die Region denjenigen, die vor der Gewaltherrschaft der Nationalsozialisten fliehen mussten. Die Dominikanische Republik unter Rafael Trujillo (1891–1961) bildete die Ausnahme und nahm eine größere Zahl deutscher Juden auf. Doch hatte dieser Akt keinen rein humanitären Hintergrund. Lateinamerika trug insbesondere mit seinen kriegswichtigen Rohstoffen und mit strategisch wichtigen Militärstützpunkten zur Kriegsführung bei. Die Ausrichtung auf die Vereinigten Staaten verstärkte sich dadurch noch mehr.

Als der Krieg sich dem Ende zuneigte, sahen viele lateinamerikanische Kommentatoren diese Abhängigkeit zunehmend kritisch. In der Tat ließ sich der Interessenkonflikt zwischen den USA und Lateinamerika deutlich erkennen, nachdem die Achsenmächte besiegt waren. Obwohl der Vorschlag der Vereinigten Staaten, die Vereinten Nationen zu gründen, in Lateinamerika auf Zustimmung stieß, waren die dortigen Regierungen gegen die Sonderstellung der Großmächte im exklusiven Sicherheitsrat. Im Bereich der Wirtschaftspolitik drängten die USA auf eine Rückkehr zum Freihandel, in Lateinamerika hielt man jedoch an der staatlich gelenkten nationalistischen Politik fest. Das Hauptproblem war sicherlich, dass die US-Politik sich nach dem Krieg einseitig auf den Wiederaufbau Europas konzentrierte. Lateinamerika trat dagegen in den Hintergrund, und die Wirtschaftshilfe fiel dementsprechend gering aus. Auch die Hoffnung auf Demokratisierung erwies sich als unbegründet. Die durchaus vielversprechenden Ansätze in den 1940er-Jahren erlahmten vor dem aufziehenden Kalten Krieg sehr schnell. Die USA kooperierten mit Diktatoren, wenn diese die US-Interessen sicherten und gegen kommunistische Aktivitäten vorgingen. Schon Ende der 1940er-Jahre kam es daher vielerorts zu einem unverkennbaren Rechtsruck. Die Vereinigten Staaten setzten in diesem Kontext ein interamerikanisches System durch, das sich eindeutig gegen den Kommunismus richtete. Trotz ihres multilateralen Anstrichs festigte die 1948 gegründete Organisation Amerikanischer Staaten (OAS) die Vorherrschaft der USA in Lateinamerika.

Die Krisen der Welt beeinflussten die Entwicklung Lateinamerikas erheblich, wenn auch in keineswegs eindeutiger Art und Weise. Der Subkontinent war in die globalen Prozesse aufs Engste eingebunden. Selbst auf den ersten Blick genuin lateinamerikanische Entwicklungen wie der Aufstieg des Nationalismus oder die Ansätze zur Autarkiepolitik reflektierten weltweite Trends. Jedoch unterschied sich die lateinamerikanische Ausgangslage erheblich von anderen Weltteilen, sodass sich nicht alle Ideen und Projekte umsetzen ließen. Ein großes Hindernis auf dem Weg zur Modernisierung waren die strukturellen sozialen Probleme, die sich einmal mehr als Entwicklungshindernisse erwiesen. Allerdings nahm das Problembewusstsein in diesem Zeitraum stark zu, und staatliche Reformen zielten auf eine Verbesserung der Lage. Das war nicht zuletzt auf den Aufstieg unterschiedlicher sozialer Bewegungen zurückzuführen, die entsprechenden Druck ausübten. Die gesellschaftliche Wirklichkeit mit all ihren Schwierigkeiten wurde nun auch in der kulturellen Produktion stärker denn je reflektiert. Gerade in diesem Bereich kam es durch die neuen Medien zu einer starken Öffnung gegenüber ausländischen Einflüssen. Insgesamt war diese Phase lateinamerikanischer Geschichte geprägt durch die Besinnung auf die eigenen Werte und Möglichkeiten. An ihrem Ende herrschten optimistische Zukunftseinschätzungen vor.

Zwischen Diktatur und Demokratie (1945–1990)

Das Ende des Zweiten Weltkriegs war sicherlich kein bahnbrechender Wendepunkt für Lateinamerika, gleichwohl entstand mit dem Kalten Krieg ein neuer internationaler Kontext, in den sich die lateinamerikanischen Staaten einpassen mussten. Das galt sowohl für die außenpolitischen als auch für die sozialen und ökonomischen Parameter der Entwicklung. Vieles, was in der ersten Jahrhunderthälfte bereits angelegt war, wie zum Beispiel die Urbanisierung und der Aufstieg der Industriegesellschaft, erlebte nun seine volle Blüte. „Unterentwicklung" wurde zum Schlagwort, mit dem man die sozioökonomischen Fehlentwicklungen kennzeichnete, die es zu bekämpfen galt. In politischer Hinsicht kam es zu neuen, teilweise radikalen Lösungsansätzen für die drängenden Probleme der Zeit. Dabei spielte die Neigung zur Gewalt bei der Beilegung sozialer Spannungen eine wichtige Rolle. Das war nicht zuletzt auf die starke Ideologisierung der politischen Landschaft vor dem Hintergrund der globalen Auseinandersetzungen der Supermächte zurückzuführen. Zusammen charakterisierten all diese Faktoren diese neue Phase der lateinamerikanischen Geschichte.

Das Wirtschaftswunder und seine Schattenseiten

Die wirtschaftliche Lage Lateinamerikas verschlechterte sich zunächst nach dem Kriegsende. Der Umfang der Exporte reduzierte sich durch den fehlenden Bedarf an kriegswichtigen Rohstoffen. Die wirtschaftliche Unterstützung der Vereinigten Staaten war ebenfalls nicht mehr gegeben. Jedoch erholten sich die Nachfrage und die Preise für viele lateinamerikanische Exportprodukte schnell, sodass sich auch die *terms of trade* günstiger darstellten. Viele Regierungen nutzten diese Nachkriegskonjunktur zur Abzahlung ihrer alten Schulden. Ein weiteres Anliegen war die Nationalisierung wichtiger Wirtschaftszweige, um die Industrialisierungspolitik weiter gezielt vorantreiben zu können. Dies zehrte jedoch an den Devisenreserven, wozu auch die Einfuhr von Im-

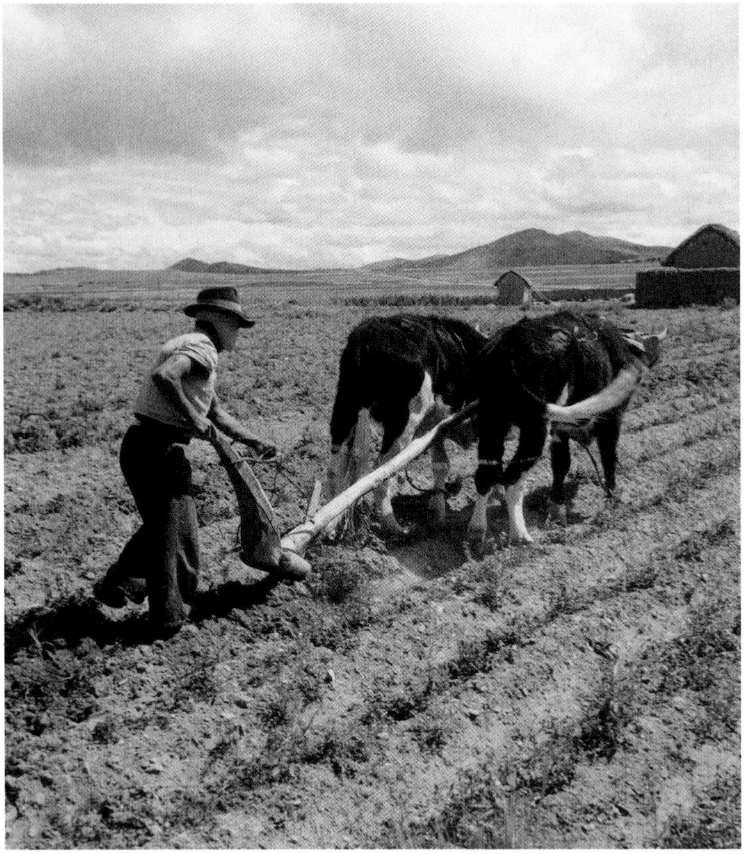

portgütern beitrug, die nach dem Krieg rasch wieder zunahm.

Der Anteil der Beschäftigten in der Landwirtschaft war bereits seit 1930 zurückgegangen, doch zur Jahrhundertmitte waren noch immer mehr als fünfzig Prozent landwirtschaftlich tätig. Die Tendenz der schwindenden Bedeutung dieses Sektors setzte sich in der Folge ungebremst fort. Dennoch wuchs die landwirtschaftliche Produktivität durch die Erschließung neuer Anbauflächen im Hinterland – etwa in Brasilien –, die Umstellung auf moderne Methoden mit speziellem Saatgut, den Einsatz von Dünge- und Pflanzenschutzmitteln sowie durch Monokulturen. Dies kam jedoch in erster Linie großen und mittleren Betrieben zugute, die sich die dafür notwendigen Maschinen leisten konnten. Die vielen Tagelöhner und Kleinbauern blieben auf der Strecke.

Die Fotografie Paul Almásys zeigt einen Bauern bei der Arbeit. Eine Agrarreform war um 1950 in Bolivien überfällig.

Landreformen, über die man schon seit Langem diskutiert hatte, wurden nun Teil der politischen Programme der Reformparteien. In Guatemala und Bolivien etwa wurde in den 1950er-Jahren mit deren Umsetzung begonnen.

Allerdings waren die dortigen Oligarchien nicht bereit, diese Maßnahmen hinzunehmen. Staatsstreiche gegen Reformregierungen, die schnell unter Kommunismusverdacht gerieten, häuften sich. Erst durch die Kubanische Revolution gewann die Landreform an Fahrt. In den 1960er-Jahren gründeten die Vereinigten Staaten das Entwicklungshilfeprogramm „Allianz für den Fortschritt", um graduelle Reformen auf den Weg zu bringen und damit revolutionäre Bestrebungen zu verhindern. Nicht überall gelang dies, wie die Beispiele Chile in den frühen 1970er- und Nicaragua in den 1980er-Jahren zeigten. Das lag vor allem daran, dass die Reformen nicht geeignet waren, strukturelle Ungleichheit und ungerechte Ressourcenverteilung zu bekämpfen. Unter den südamerikanischen Militärregimes wurden die Landreformen teilweise ohnehin wieder abgeschafft. Der Trend zur Abwanderung der armen Landbevölkerung in die Städte hielt an, welche auf diesen Zustrom jedoch nicht vorbereitet waren. Diejenigen, die zurückblieben, lebten zunehmend von den Überweisungen jener Familienmitglieder, die sich als Arbeitsmigranten vor allem in den Vereinigten Staaten verdingten.

Im Mittelpunkt der wirtschaftspolitischen Anstrengungen standen nicht das Land, sondern die Städte mit ihrer Industrie. Die Jahrzehnte nach Kriegsende sahen Lateinamerikas beschleunigten Industrialisierungsprozess. Die importsubstituierende Politik war seit den 1950er-Jahren für viele Regierungen das Maß aller Dinge. Dabei ließen sie sich vom nationalistischen Denken und auch vom Misstrauen gegenüber dem Weltmarkt beeinflussen.

Getreu den CEPAL-Vorgaben gestalteten beispielsweise die wirtschaftlich wichtigsten lateinamerikanischen Länder – wie vor allem Argentinien, Brasilien, Mexiko und Chile – ihre Politik. Durch protektionistische Maßnahmen begrenzten sie ihre Importe, staatliche Industriebetriebe wurden planmäßig gefördert. Besonderes Augenmerk legten die Planer auf den Aufbau einer Schwerindustrie. Paradoxerweise blieb das Auslandskapital wichtig, um diese Vorhaben zu realisieren. Das stand im extremen Widerspruch zu den Zielen der Nationalisierung. Für ausländische Unternehmen, zu denen auch deutsche Konzerne wie etwa Volkswagen zählten, blieb Lateinamerika wegen der Aufnahmefähigkeit seiner Märkte von großem Interesse. Bis in die 1970er-Jahre ergaben sich durchaus Erfolge, die sich an hohen Wachstumsraten ablesen ließen.

CEPAL, die UN-Wirtschaftskommission für Lateinamerika (Comisión Económica para América Latina), die 1948 gegründet wurde, war insbesondere für die importsubstituierende Wirtschaftspolitik ein Motor. Ihr erster Direktor, der Argentinier Raúl Prebisch, und andere führende Köpfe der CEPAL sahen in der traditionellen Außenorientierung den Grund für die rund 150-jährige Fehlentwicklung des Subkontinents. Dabei beriefen sie sich auf die Lehren aus den beiden Weltkriegen und der Weltwirtschaftskrise. Die *terms of trade* für die Region, so ihre These, könnten sich nicht verbessern, weil Lateinamerika im System der Weltwirtschaft strukturell benachteiligt sei. Als Gegenmittel warb die CEPAL für den Ausbau der Industrie durch gezielte staatliche Steuerung, um sich von Importen unabhängig zu machen.

Die Dependenztheorie, die „Theorie der Abhängigkeit", entstand in den 1960er-Jahren in Lateinamerika. Grundlegend waren für sie die strukturellen Probleme des Weltsystems nach dem Zweiten Weltkrieg, die sie für die fehlenden Erfolge der Entwicklungspolitik verantwortlich machte. Unterentwicklung verstanden führende Köpfe wie der spätere Staatspräsident Brasiliens, Fernando Henrique Cardoso (geb. 1931), als Resultat eines historischen Erbes, das von der Ausbeutung durch auswärtige Mächte geprägt war. Auch das gegenwärtige Weltsystem halte die Peripherien, die Länder der „Dritten Welt", weiterhin in Abhängigkeit. Innerhalb der Dependenztheorie gab es viele unterschiedliche Richtungen, die sich jedoch in dieser Grundannahme einig waren. Obwohl Kritiker den Dependenztheoretikern viele Schwächen nachweisen konnten, blieben ihre Thesen gesellschaftspolitisch bedeutsam.

Führend waren Mexiko und Brasilien, teilweise auch Argentinien. Wegen der kleineren Binnenmärkte folgten mit einigem Abstand Chile und Kolumbien. Diese neuen industriellen Schwellenländer förderten auch den gezielten Ausbau ihrer Verkehrsinfrastruktur. Die Hoffnung, ja Erwartung, den Abstand zur industrialisierten Welt rasch aufzuholen, war groß – mancherorts sprach man gar von einem „Wirtschaftswunder".

Die einseitige Ausrichtung auf die Industrieförderung war jedoch nicht flächendeckend. Selbst Mexiko und Kolumbien förderten ihren Exportsektor weiterhin und bemühten sich um weitere Quellen für Deviseneinnahmen. Viele kleiner Länder mussten zwangsläufig an der Exportorientierung festhalten, weil die Notwendigkeit für den Aufbau der Industrie schlicht fehlte. Auch klammerte sich hier oft noch eine traditionelle Oligarchie, die den Landbesitz unter sich verteilte, an die Macht. Wie schon zuvor blieben die Exportstrukturen in diesen Ländern sehr einseitig. Für Venezuela, das mit seinem Erdöl ein zunehmend begehrtes Exportprodukt im Angebot hatte, war dies weniger ein Problem als für Anbieter, deren Produkte starken Weltmarktschwankungen unterlagen, wie Bolivien mit seinem Zinn oder Kuba mit seinem Zucker. Manche Länder in Zentralamerika und auch Peru und Ecuador bemühten sich daher um eine Verbreiterung ihres Exportangebots.

Zu den bekannten Problemen des Weltmarkts gesellten sich nun Umweltprobleme, die seit den 1970er-Jahren von einer Lobby transnational agierender Umweltaktivisten angeprangert wurden. Die Abholzung der Wälder und andere Faktoren lösten wiederholt Naturkatastrophen aus. Daraus ergaben sich Auseinandersetzungen, bei denen vor dem Hintergrund der nationalistischen und antiimperialistischen Strömungen gerade auch ausländische Investoren in Mitleidenschaft gezogen wurden. Gegen Ende der 1950er-Jahre gingen selbst kleine lateinamerikanische Staaten zu Industrialisierungsmaßnahmen über, ohne dass sich wegen fehlender Binnennachfrage langfristige Erfolge einstellten. Die regionalen Integrationsansätze der 1960er-Jahre wollten dieses Problem lösen, blieben jedoch in Ansätzen stecken.

In den großen Ländern, wo die Industrialisierungspolitik durchaus erfolgreich war, zeigten sich nun auch deren Schattenseiten. Die durch hohe Schutzzölle protegierte Industrie erzeugte Güter, die im internationalen Vergleich viel zu teuer und qualitativ nicht konkurrenzfähig waren. Man produzierte wenig effizient und nur für die eigenen Märkte, denn zum Export eigneten sich die Güter nicht. Auch die Importe blieben hoch, sodass die Industrialisierung ein weiteres Ziel verfehlte. All dies führte zu problematischen Entwicklungen, die im Laufe der Zeit immer deutlicher wurden.

In vielen lateinamerikanischen Ländern zeichneten sich schon in den 1960er-Jahren Krisen ab. Daher kehrten immer mehr Länder vom importsubstituierenden Modell ab. Dort, wo wie in Argentinien, Chile und Uruguay Militärregimes an die Macht kamen, gab es teilweise drastische wirtschaftspolitische Kurswechsel. Die Liberalisierung des Außenhandels schien die neue Erfolgsformel zu sein. Andere Länder versuchten sich wieder in der Förderung der Exportwirtschaft. Nach der Ölkrise von 1973 verschuldete man sich wegen des großen Angebots an günstigem Kapital vielerorts über die Maßen.

Einige Jahre später, zu Beginn der 1980er-Jahre, stürzten die Rohstoffpreise wiederum ab, und die Bedingungen für Kredite verschlechterten sich. Dies brachte die Region in große Schwierigkeiten. Der Staatsbankrott Mexikos 1982 war der Tiefpunkt dieser Entwicklungen. War der Glaube an die importsubstituierende Politik schon seit Längerem erloschen, so brachte diese Krise ihr endgültiges Ende. In den Verhandlungen um die Umschuldung setzten die internationalen Gläubiger eine weitreichende Liberalisierung der Märkte durch. Hinzu kamen die Reform der Sozialsysteme und groß angelegte Privatisierungen. Ein „verlorenes Jahrzehnt" dauerte es, bis diese neoliberalen Vorgaben Erfolge in Form wirtschaftlicher Konsolidierung zeitigten. Die sozialen Kosten der Veränderungen waren dagegen hoch. So stieg die Zahl der Arbeitslosen konstant, während sich der sogenannte informelle Sektor ungeregelter Beschäftigungsverhältnisse stetig ausweitete. Die Reallöhne der Arbeiter und Angestellten sanken unaufhörlich, während die soziale Ungleichheit kontinuierlich zunahm und die Schere zwischen Arm und Reich immer weiter auseinanderging.

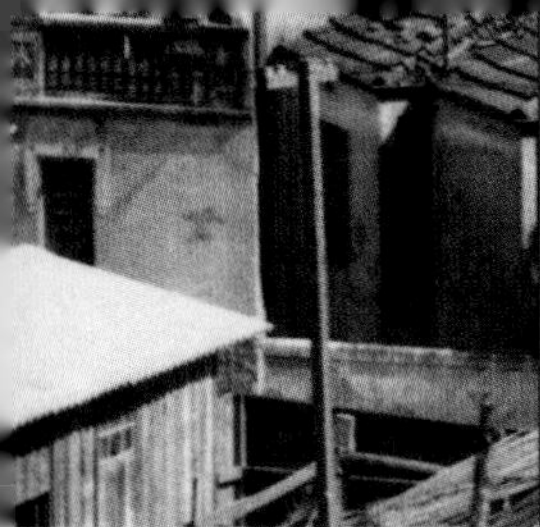

Bevölkerungswachstum und Urbanisierung

In den Jahrzehnten zwischen 1945 und 1990 verdreifachte sich die Bevölkerung. Die Bevölkerungsexplosion erfolgte vor allem in den 1950er- und 1960er-Jahren – die Verbesserung der medizinischen Versorgung war ein Hauptgrund dafür. Dies förderte ebenfalls die Abwanderung der Armen in die Städte. Die urbanen Zentren waren auf den Ansturm nicht vorbereitet. São Paulo oder Mexiko-Stadt wurden zu Megastädten mit entsprechenden Problemen. Reiche Stadtteile mit moderner westlicher Architektur entstanden mitunter in direkter Nachbarschaft zu Elendsvierteln.

Die Unterschichten waren indessen keine homogene Masse. Das Wachstum des informellen Sektors ließ die Fragmentierung weiter wachsen. Der großen Mehrheit der Armen standen die wachsende Mittelschicht und eine sehr kleine, aber höchst einflussreiche Oberschicht gegenüber. Neben den Familien der alten Landbesitzeroligarchie rückten reich gewordene Unternehmer auf. Insgesamt blieben die sozialen Strukturen von wenigen Ausnahmen abgesehen sehr uneinheitlich. Durch die neoliberalen Reformen der 1980er-Jahre nahm dieser Trend weiter zu. ■

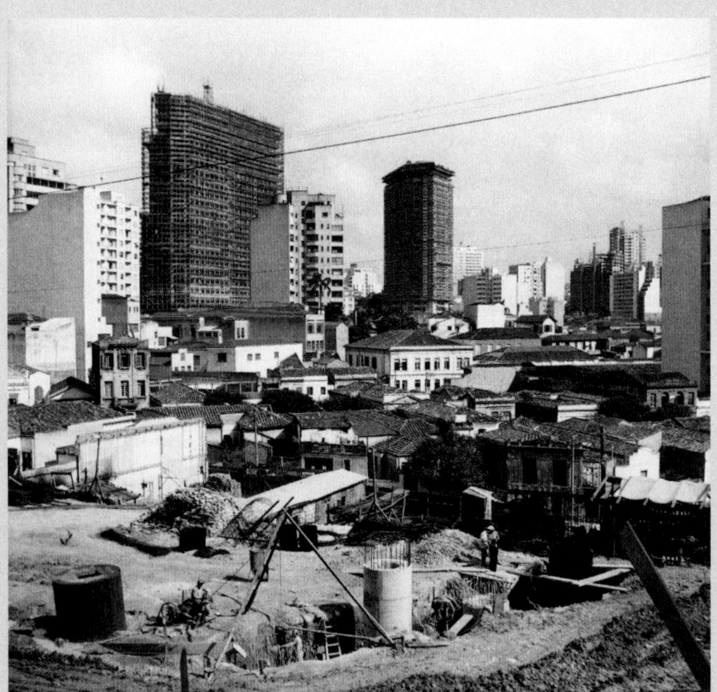

Nicht zuletzt durch den Aufstieg des Automobils und die neue Hochhausarchitektur veränderten die Städte Lateinamerikas – hier São Paulo im Jahr 1954 – ihr Gesicht und wuchsen teilweise zu Megastädten.

Sozialer Wandel

In der Tat stieg das soziale Konfliktpotenzial. Zwar schritt die Differenzierung der Mittelschicht fort, und ihr Anteil an der Beschäftigungsstruktur wuchs ebenso. Allerdings konnte dies die rasch wachsenden Ungleichheiten nicht kompensieren. Die große Bevölkerungsmehrheit stellten die Unterschichten, die nun überwiegend in den Städten lebten, wo immer mehr Menschen im informellen Sektor ihr Dasein fristeten.

Im Zeichen politischer Gewalt

Angesichts der ungelösten großen Probleme kam es zu intensiven und ideologisch aufgeladenen Debatten um den besten Weg in die Zukunft. Die Kontrahenten begnügten sich nicht mit Wortgefechten, sondern griffen auch auf Gewalt zurück, um ihre Ansichten durchzusetzen. Politische Gewalt prägte diese Phase der lateinamerikanischen Geschichte entscheidend. Damit wurde die Region zu einem wichtigen Schlachtfeld im Kalten Krieg, dem globalen Kampf zwischen Kapitalismus und Marxismus. Zu diesem trugen lateinamerikanische Intellektuelle wichtige theoretische Überlegungen bei, die auf globalen Widerhall stießen.

Die katholische Kirche Lateinamerikas erwies sich in ihrer Geschichte vor allem als konservative Kraft, welcher der Erhalt des gesellschaftlichen Status am Herzen lag. Im Umfeld des Zweiten Vatikanischen Konzils (1962–65) entdeckten fortschrittliche kirchliche Kreise jedoch das Problem der Armut und Unterentwicklung. Die „Option für die Armen", welche die lateinamerikanische Bischofskonferenz 1968 verkündete, bedeutete Einsatz für soziale Gerechtigkeit und für die Belange der Armen. Teile des Klerus nahmen diese Formel sehr ernst und engagierten sich stark im städtischen und ländlichen Umfeld. Der aus Peru stammende Theologe Gustavo Gutiérrez (geb. 1928) erfand für diese Haltung den Begriff „Befreiungstheologie". Ihren Anhängern ging es wie den Dependenztheoretikern um die Analyse von Gegenwartsproblemen. Manche kamen der revolutionären Linken sehr nahe. Der kolumbianische Priester Camilo Torres (1929–1966) schloss sich sogar dem Guerillakrieg an. Nicht zuletzt wegen dieser radikalen Aktivitäten blieb in der katholischen Kirche allgemein die Ablehnung der Befreiungstheologie verbreitet.

Ein zentrales Konzept in der Dependenztheorie wie auch in der Befreiungstheologie war der Gewalt-Begriff. Dabei ging es nicht um körperliche, sondern um „strukturelle“ oder „institutionalisierte“ Gewalt, die von den herrschenden sozialen und wirtschaftlichen Verhältnissen ausging. Durch die Radikalisierung der Linken in den 1960er-Jahren im Gefolge der Kubanischen Revolution wollten viele Aktivisten diese Strukturen gewaltsam bekämpfen. Die von den Kommunisten lange Zeit verfolgte Strategie des Umsturzes innerhalb des politischen Systems hatte sich nicht bewährt. Daher sah dieses Jahrzehnt den Wiederaufstieg der Guerilla. Seit der Unabhängigkeit war diese Form des „kleinen Kriegs“ in Lateinamerika gut bekannt. Die Nähe zum Banditentum war ebenfalls notorisch.

Revolutionen – Bolivien bis Nicaragua

In der Außenperspektive war Lateinamerika in diesem Zeitraum der „Revolutionskontinent“ schlechthin. Diese Revolutionen verdienten ihren Namen, weil sie nicht nur einen politischen Anführer oder eine Regierung aus dem Weg räumten, sondern einen erheblichen Wandel im sozialen und politischen System mit sich brachten. Trotz großer Unterschiede waren sie alle ausgeprägt nationalistisch und teilten den Kampf gegen den Imperialismus, den Kolonialismus und teilweise auch den Kapitalismus. Viele revolutionäre Ansätze scheiterten, weil die Vereinigten Staaten sie unter Kommunismusverdacht stellten und sich lieber mit blutigen Diktatoren verbündeten, solange diese einen streng antikommunistischen Kurs verfolgten. Der Kalte Krieg warf seinen langen Schatten auf die Region.

Ihren Anfang nahm die Revolutionswelle in Bolivien, dem Andenland mit hohem indigenen Bevölkerungsanteil, das nach westlichen Maßstäben als besonders zurückgeblieben oder „unterentwickelt“ galt. Die Niederlage im Chaco-Krieg gegen den kleinen Nachbarn Paraguay hatte das Land schwer mitgenommen und die herrschende Schicht blamiert. In den 1940er-Jahren stieg mit dem Movimiento Nacionalista Revolucionario (MNR) eine schlagkräftige Opposition auf, die durch besonders scharfe nationalistische Rhetorik hervortrat. Zur Revolution kam es, als der MNR die Wahl von 1951 gewann, jedoch um die Früchte des Sieges betrogen wurde. Unter Führung von Víctor Paz Estenssoro (1907–2001) stürzte die Bewegung 1952 die Regierung. Wichtige Forderungen wie die Verstaatlichung der Rohstoffvorkommen und eine Land- und Wahlrechtsreform wurden nun in Angriff genommen. Innerhalb

Die Kubanische Revolution

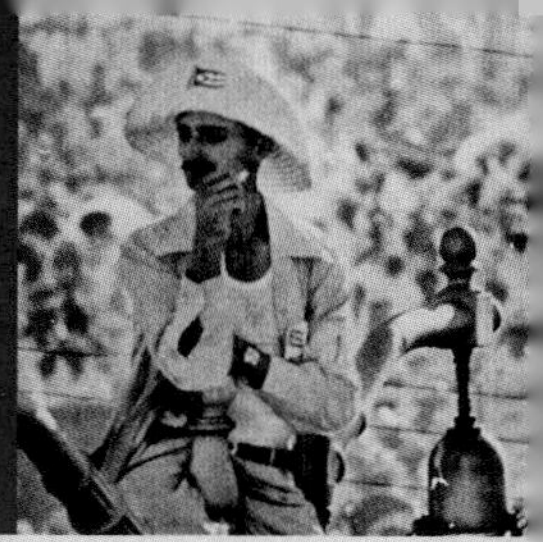

Die antirevolutionäre Politik der USA war in der Regel erfolgreich. Eine Ausnahme bildete Kuba, ausgerechnet das Land, das rund sechzig Jahre lang mehr als jedes andere in Lateinamerika vom Norden beeinflusst und durchdrungen war. Seit Fidel Castro (geb. 1927) 1956 wieder auf der Insel gelandet war, bekämpfte er mit einer kleinen Truppe die korrupte Diktatur des Fulgencio Batista (1901–1973). Anfang 1959 führte er die Revolution zum Sieg. Zu Beginn setzte die neue Regierung diverse Reformen um, doch als die Boykottmaßnahmen der USA mit dem Invasionsversuch in der Schweinebucht 1961 ihren Höhepunkt erreichten, beendete Castro diese Bemühungen. Die Kubanische Revolution suchte nun die Annäherung an den Ostblock. Trotzdem blieb der kubanische Weg eigenständig. Der *máximo líder* Castro verfolgte geschickt seine eigenen Ziele und scheute nicht den Konflikt mit dem sowjetischen Partner. Weit über Lateinamerika hinaus hatte die Kubanische Revolution Strahlkraft. Vor allem Castros Genosse und Kampfgefährte Ernesto Ché Guevara, der 1967 beim Guerillakampf in Bolivien umkam, wurde regelrecht zum Mythos verklärt. Kuba war für die Linke in Lateinamerika und weltweit das Modell einer erfolgreichen Revolution, das es nachzuahmen galt. ■

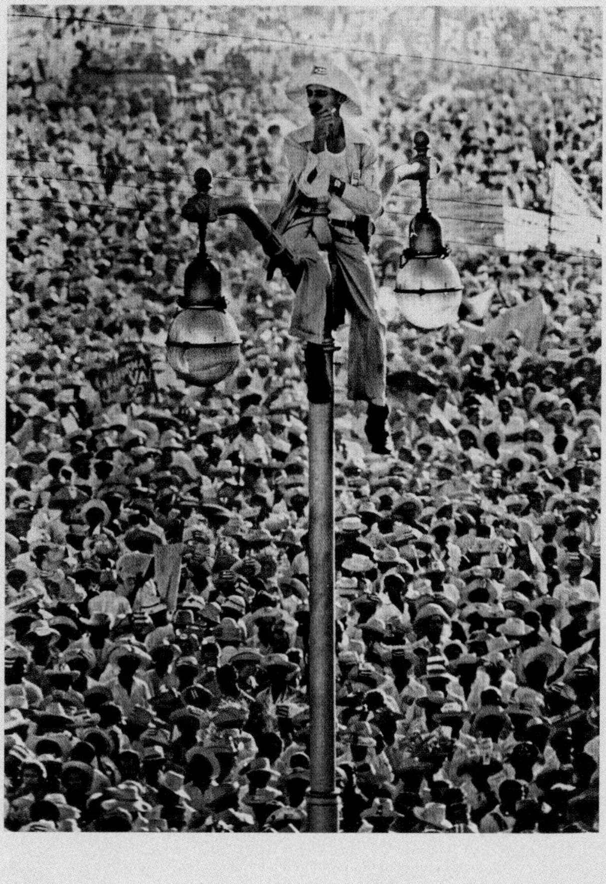

Alberto Díaz aus dem Fotostudio Korda nahm 1959 in Havanna inmitten des revolutionären Siegestaumels das berühmte Bild „El Quijote de la Farola" auf.

des MNR kam es aber schon bald zu Führungsstreitigkeiten, und der revolutionäre Geist verflüchtigte sich. Als in den 1960er- und 1970er-Jahren radikale Guerillagruppen in Bolivien aktiv wurden, übernahmen zunehmend Militärs mit unterschiedlichen politischen Vorstellungen die Geschicke der bolivianischen Politik.

Schon bei der Eindämmung der Revolution in Bolivien hatten die Vereinigten Staaten eine wichtige Rolle gespielt. Noch aktiver griffen sie in Guatemala ein, dem Land in ihrem „Hinterhof". Hier ließ ab 1951 Präsident Jacobo Árbenz (1913–1971) mit einer Agrarreform aufhorchen, die unter anderem die großen US-amerikanischen Bananenplantagen schädigte. Darüber hinaus berief Árbenz Mitglieder der Kommunistischen Partei in die Regierung, was man in Washington als endgültigen Sündenfall interpretierte. Mittels des US-Geheimdiensts CIA inszenierte man daraufhin einen Putsch. Damit war der mühsam erkämpfte Reformprozess beendet.

Mit Salvador Allende (1908–1973) gelangte 1970 erstmals ein sozialistischer Politiker durch freie Wahlen an die Macht. Allende suchte einen eigenen, „chilenischen Weg zum Sozialismus". Seine Regierung währte nur drei Jahre, da am 11. September 1973 das Militär putschte und Allende Selbstmord beging. Auslöser war eine tiefe politische und wirtschaftliche Krise. Ende des Jahrzehnts sorgte die Revolution in Nicaragua für weltweite Aufmerksamkeit.

Die Diktatur Anastasio Somozas (1925–1980) hatte sich überlebt, und die Freiheitsbewegung Frente Sandinista de Liberación Nacional (FSLN) konnte ihn 1979 stürzen. Mit ihrem Reformeifer stießen die Revolutionäre bald auf den Widerstand der Vereinigten Staaten, die das schon im chilenischen und kubanischen Fall erprobte Mittel des Wirtschaftsboykotts einsetzten. Zudem finanzierte Washington die konterrevolutionäre Truppe, die sogenannten Contras. Der Bürgerkrieg zog sich über die 1980er-Jahre hin und verwüstete nicht nur Nicaragua, sondern auch weitere Teile Zentralamerikas. Den Sandinisten gelang es nicht, die Contras einzudämmen. Außerdem verloren sie im Laufe der Zeit das Vertrauen der Bevölkerung.

Das nicaraguanische Beispiel verdeutlicht die hohen Hürden für erfolgreiche revolutionäre Bewegungen in Lateinamerika. Kuba war nur scheinbar eine Ausnahme, denn hier verriet das Castro-Regime selbst die Ideale der Revolution. Sogar in Mexiko, wo die „Partei der institutionalisierten Revolution" an der Macht war, zeigte sich das wahre Gesicht des Systems spätestens 1968 unmissverständlich, als Regierungstruppen ein Massaker unter protestierenden Studenten anrichteten. Grund dafür waren die bevorstehenden ersten Olympischen Spiele in einem lateinamerikanischen Land, bei denen sich Mexiko als aufstrebendes Schwellenland der Welt zeigen wollte.

Zweifellos entwickelte sich Lateinamerika in diesem Zeitraum zu einem Sehnsuchtsort für Linke in aller Welt. Lateinamerikanische Impulse beflügelten die Theorien vieler Intellektueller, und auch die europäischen Studentenbewegungen der 1960er-Jahre liebäugelten mit der Guerrilla im fernen und exotischen Lateinamerika. Staatlich finanzierte Entwicklungshelfer aus Ost und West sowie nichtstaatliche Solidaritätsbewegungen engagierten sich in der Region und machten sie zu einem wichtigen Zentrum ihrer vielfältigen Aktivitäten in der „Dritten Welt".

Die Vereinigten Staaten spielten in dieser Zeit zumeist eine zwielichtige Rolle. Neben den getarnten oder offenen Interventionen investierten sie jedoch auch in die Entwicklungshilfe, wie die „Allianz für den Fortschritt" zeigte. Die Sowjetunion wollte durch die Unterstützung Kubas eine geostrategisch günstige Position in der Nähe der USA gewinnen und die revolutionären Bestrebungen in der Region stärken. Im Oktober 1962 drohte während der Kubakrise ein Atomkrieg zwischen den Supermächten. Gerade die relative Ohnmacht des Castro-Regimes während der Krise bewies, dass Lateinamerika nur Spielball der Weltmächte im Kalten Krieg war. Allerdings entstanden in Lateinamerika und besonders in Kuba auch Ansätze zu einem antikolonialen „dritten Weg" zwischen den Blöcken. Der kubanische Militäreinsatz in Afrika und die Schaffung der Trikontinentale, an der revolutionäre Vertreter aus Afrika, Asien und Lateinamerika teilnahmen, zeugten von diesen Aktivitäten.

Militärputsche und Reaktion

Das Ende der Revolutionen zeichnete sich bereits in den 1960er-Jahren ab. Neben der Enttäuschung über den Verlauf der postrevolutionären Entwicklungen war dies vor allem auf Eingriffe des Militärs in die Politik zurückzuführen. Bereits 1964 erfolgte der erste Militärputsch in Brasilien. Es folgten 1968 Peru, 1971 Bolivien, 1972 Ecuador, 1973 Chile und 1976 Argentinien und Uruguay. In Zentralamerika waren zu diesem

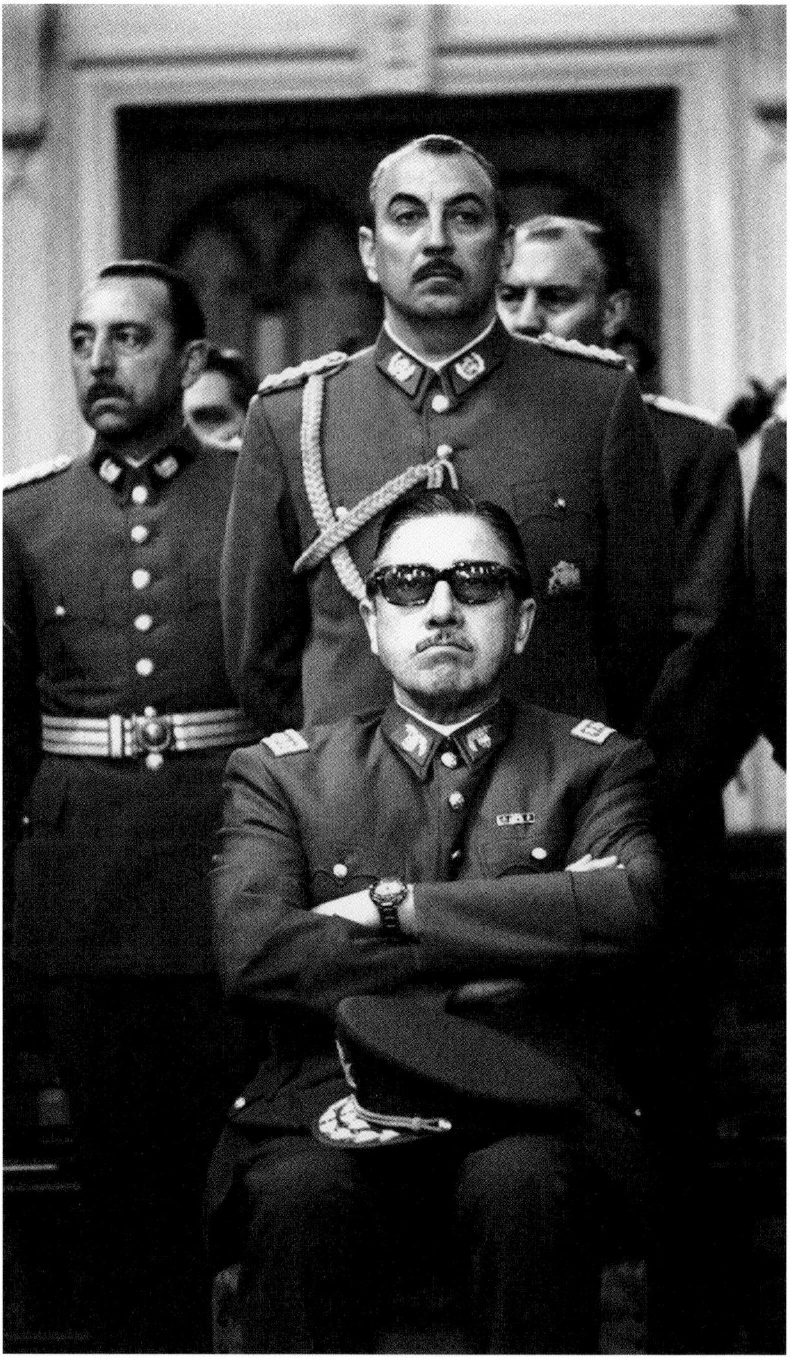

Augusto Pinochet und die chilenische Junta nach dem Putsch am 11. September 1973.

Zeitpunkt ebenfalls Militärregierungen an der Macht, die El Salvador, Honduras, Guatemala und Panama kontrollierten. Die Vertreter der bewaffneten Macht legitimierten ihre Eingriffe zumeist mit dem Scheitern der politischen Klasse, die sozioökonomischen Probleme zu bekämpfen. Die peruanischen und ecuadorianischen Putschisten wollten Sozialreformen durchsetzen. Rechte Gruppierungen innerhalb des Militärs hielten sie jedoch davon ab.

In der Regel setzten sich rechte Militärjuntas durch. Ihr wichtigstes Argument war die Aufrechterhaltung der inneren Sicherheit gegen die kommunistische Bedrohung. Sie verwiesen darauf, dass die Verbreitung von Guerilla-Aktivitäten mit Bombenattentaten und Entführungen stark zugenommen hatte.

Viele Militärs hatten nach dem Krieg die US-amerikanische Schulung in der „School of the Americas" in der Panamakanalzone durchlaufen. Dort hatte man sie im Kampf gegen innere Aufstände trainiert. Verbunden mit ihrer antikommunistischen Einstellung verfolgten sie später die „Doktrin der nationalen Sicherheit".

Im Gegensatz zu den ebenfalls von Militärs dominierten Regimes des 19. und frühen 20. Jahrhunderts hatte bei den neuen Militärdiktaturen meist nicht ein einzelner Caudillo das Heft in der Hand, wobei es Ausnahmen wie Alfredo Stroessner in Paraguay (1954–89) gab. In der Regel formte man eine Junta, die sich aus den Befehlshabern der unterschiedlichen Waffengattungen zusammensetzte, auch wenn es – wie im Fall Chiles unter Augusto Pinochet (1915–2006) – im Laufe der Zeit zu einer Personalisierung der Herrschaft kommen konnte. Die rechtsgerichteten Militärregimes wendeten massive Gewalt gegen politische Gegner an und bedienten sich dabei staatsterroristischer Mittel. In El Salvador schreckten sie 1980 nicht einmal vor der Ermordung des Erzbischofs Óscar Romero zurück. Systematische Menschenrechtsverletzungen und Folter sowie die Vernetzung der Geheimdienste über die nationalen Grenzen hinweg in der sogenannten „Operation Condor" waren völlig neu. Unzählige Lateinamerikaner mussten ins Exil gehen. Erneut wurde die Region zu einem Brennpunkt des Kalten Krieges, der weltweite Aufmerksamkeit erregte.

Über den antikommunistischen Affekt hinaus teilten die rechten Militärdiktaturen die Vorstellung, politischen Wandel herbeizuführen. Damit rechtfertigten sie die brutale Gewalt, mit der sie vorgingen. Die Militärs wollten Staat, Wirtschaft und Gesellschaft reformieren und verstanden sich selbst als unpolitische und über den erfolglosen Parteien stehende Instanz, die einzig am Wohlergehen der Nation interessiert war. Häufig kooperierten die Offiziere mit technokratischen Eliten, die unter dem Schutz der Diktatur neoliberale Umbauprogramme in Wirtschaft und Gesellschaft umsetzen konnten. Ausländisches Kapital war wieder willkommen und strömte mit der Öffnung der Märkte in die nun als sicher geltende Region. Allerdings intervenierte der Staat trotzdem weiterhin in wirtschaftlichen und sozialen Fragen. Eine Lösung für die strukturellen Probleme fanden die mächtigen Militärs nicht, auch wenn die Wirtschaftspolitik zeitweise durchaus erfolgreich war. In den 1980er-Jahren endete die Phase der Militärregimes, und ein Land nach dem anderen kehrte zur Demokratie zurück.

Kulturelle Vielfalt

Wichtige Entwicklungen ergaben sich nach dem Zweiten Weltkrieg auch im kulturellen Bereich. Im Zuge des Aufstiegs der Volks- und Populärkultur beteiligten sich immer breitere Bevölkerungsschichten daran. Die in Lateinamerika üppig vorhandene Vielfalt sowohl in ethnischer als auch in kultureller Hinsicht nahm man nun stärker denn je als Reichtum wahr. Gerade innerhalb der Linken ging die Betonung der eigenen kulturellen Werte mit einer zunehmenden Kritik an der europäischen und US-amerikanischen Kulturindustrie einher. Auch weltweit gewann die kulturelle Produktion Lateinamerikas Anerkennung.

Viele dieser Entwicklungen waren bereits in der ersten Jahrhunderthälfte angelegt, wie etwa die Neubewertung der kulturellen Produktion der Indigenen und anderer nicht-privilegierter Bevölkerungsschichten. Nach dem Krieg gewannen auch die afrikanischen Wurzeln in Kunst und Literatur an Bedeutung, was sich gut mit der Abwendung von westlichen Kulturstandards verbinden ließ. Die Suche nach dem Neuen, der sich viele junge Künstler verpflichtet fühlten, schien sich mit den mythischen Symbolen Afrikas zu erfüllen. Die ältere Idee der „Rassenmischung“ wurde nun als Mischung der Kulturen neu präsentiert. Es war kein Zufall, dass gerade ein Kubaner, der Ethnologe Fernando Ortiz (1881–1969), die Theorie der „Transkulturation“ aufstellte, die den Zusammenfluss der Migranten aus unterschiedlichen Weltteilen als Quelle neuer kultureller Mischformen deutete.

Dass sich lateinamerikanische Künstler und Schriftsteller nun auch weltweit durchsetzten, hing nicht zuletzt damit zusammen, dass sie in ihre Werke surrealistische Elemente einfließen ließen. Einen veritablen Boom löste etwa der sogenannte „magische Realismus" des kolumbianischen Schriftstellers Gabriel García Márquez aus, der ebenso den Nobelpreis für Literatur erhielt wie Jahre später der Peruaner Mario Vargas Llosa. Gemeinsam mit dem Mexikaner Carlos Fuentes zählten sie zu den global gefeierten Stars der lateinamerikanischen Literatur.

Gleichzeitig breitete sich die Massenkultur nordamerikanischer Prägung nach 1945 immer weiter aus. Auch damit veränderte und erweiterte sich der Kulturbegriff. Die „Hochkultur" der Oligarchie verlor ihre Deutungshoheit. Letztlich war dieser Kulturwandel Ausdruck und Bestandteil eines Demokratisierungsprozesses – Volkstümliches und „Populäres" wurde nicht mehr per se abgewertet und gering geschätzt. Das Wachstum der Städte und die Bildungsreformen in vielen Ländern erlaubten es auch bis dahin marginalisierten Bevölkerungsgruppen, sich in den Markt zu integrieren und am Kulturleben teilzunehmen. Gerade die Populärkultur gewann mit diesen neuen Konsumenten ungeahnte Möglichkeiten.

Die Kulturindustrie profitierte nach 1945 von der sich fortsetzenden Medien- und Kommunikationsrevolution. Kino, Radio und später das Fernsehen waren Innovationen, die sich eng an die Entwicklungen in den Vereinigten Staaten anlehnten. Die neuen Massenmedien setzten sich durch den Ausbau der Elektrifizierung selbst in abgelegenen Regionen Lateinamerikas mit hoher Geschwindigkeit durch und veränderten die Lebensgewohnheiten der Menschen nachhaltig.

Staatlicherseits gab es in diesem Zeitraum Bemühungen zur Förderung der nationalen Kultur, die jedoch bis 1960 wenig erfolgreich waren. Die Situation änderte sich, als die Militärregimes die Kontrolle über die Medien gewannen. In Brasilien etwa entstand der Fernsehgigant *TV Globo*, dessen *telenovelas*, rührselige Fernsehserien, bald in ganz Lateinamerika beliebt waren. Viele Militärs vertraten eine konservative Vorstellung von Kultur und wollten diese mit vermeintlich traditioneller Folklore fördern. Die Einflüsse der US-amerikanischen Massenkultur sollten demgegenüber zurückgedrängt werden. Damit verband sich ein volkserzieherisches Programm gegen den Verfall der moralischen Werte. Diese Vorstellungen erwiesen sich jedoch als wenig attraktiv, zudem widersprachen sie der neoliberalen Marktlogik, für welche die Militärs ja selbst einstanden. Die Entfaltung der Konsumgesellschaft gab den Verbrauchern mehr Wahlmöglichkeiten, und ihre Wahl fiel in der Regel auf die Botschaften der Kulturindustrie.

Nicht nur die Militärregimes, auch die Revolutionäre der 1960er-Jahre beeinflussten und veränderten das Kulturverständnis. Aus dieser Perspektive konnte Kultur nicht unpolitisch und unabhängig sein. Linke Kulturkritiker machten einen Kulturimperialismus dafür verantwortlich, die „authentische" Kultur des Volkes zu unterwandern und damit den wirtschaftlichen und politischen Imperialismus zu fördern. Die peripheren Länder gerieten auf diese Weise in die Abhängigkeit der kommerziellen Massenkultur aus den Zentren, die damit die kapitalistischen Botschaften des Konsumdenkens verbreiteten. Angeblich verfolgte die imperialistische Kulturindustrie damit das Ziel, bestimmte Verhaltensweisen und Lebensstile zu verbreiten, um die Bevölkerung der unterentwickelten Länder politisch zu demobilisieren und einen hegemonialen Konsens herzustellen. Besonders gefährlich erschien ihre Expansionsdynamik, die sich aus dem Selbstverständnis der Universalität der eigenen Wertvorstellungen speiste und durch transnationale Medien unaufhörlich vorangetrieben wurde. Letztlich war der Kulturimperialismus nach dieser Lesart nichts anderes als der Wirtschaftsimperialismus, nur dass er statt der nationalen Rohstoffe die nationale Kultur stahl.

Auf viele lateinamerikanische Künstler und Intellektuelle wirkte die Kritik am Kulturimperialismus, deren Hauptgegner die Vereinigten Staaten waren, höchst attraktiv. In unzähligen Manifesten und Verlautbarungen nahmen sie Stellung und wurden darin von berühmten europäischen Denkern unterstützt. Insbesondere die kubanische Revolutionsregierung unterstützte diese Aktivitäten. Jedoch gewann die Kritik damit eine doktrinäre Ausrichtung, und Abweichler galten schnell als Verräter. Deutlich wurde diese Fehlentwicklung, als beispielsweise der Schriftsteller Guillermo Cabrera Infante (1929–2005) in Kuba verfolgt wurde. Damit büßte auch die Kritik am Kulturimperialismus viel von ihrer Überzeugungskraft ein.

In den 1980er-Jahren kamen in Lateinamerika neue Kulturtheorien in Umlauf und kündigten einen Paradigmenwechsel an. Sie kritisierten die Vorstellung von der absoluten Passivität des Rezipienten der Massenkultur. Zwar habe der Konsument in der Tat keine Kontrolle über die Medien, so argumentierte man, jedoch fülle er selbst erst die Botschaften mit Sinn und Bedeutung. Dadurch müsse er als eigenständiges Subjekt ernstgenommen werden, das sich mit eigenen Interessen am kulturellen Prozess beteilige. Nach dieser Interpretation brachte die neue Populärkultur auch eine Öffnung mit sich und schuf neue Möglichkeiten der Beteiligung. Die bis dahin starren Grenzen zwischen Hoch- und Massenkultur wurden aufgeweicht. Auch der Glaube an eine essenzielle nationale Kultur wurde zunehmend hinterfragt. Zwar sah man durchaus die Gefahren der Homogenisierung und Verflachung der Kultur, die von dieser Kulturindustrie ausgingen, doch vertraute man darauf, dass sich die Konsumenten die Produkte selektiv und kreativ aneignen könnten, was wiederum neue hybride Formen von Kultur hervorbringen müsste.

Nicht überall konnte sich der neue Kulturbegriff durchsetzen. Das kulturell Fremde galt und gilt vielen noch immer als bedrohlich und das Eigene, wie auch immer man es definiert, als zu schützender Wert. Dahinter steht die Vorstellung von monolithischen Kulturen, die sich gegenseitig bekämpften und gegenüberstehen. Die sogenannte Massenkultur ist bis heute in der Regel eher negativ konnotiert, während die nationale Kultur – die des Volkes oder die der Eliten – als positiv und erhaltenswert gilt. Diese Vorstellungen bildeten die Basis sowohl der Kulturimperialismus-Kritik als auch der elitären traditionalistischen Kulturkonzepte – und sie sind noch nicht überwunden. Immerhin war gegen Ende des Kalten Krieges die Erkenntnis gewachsen, dass der krisengeplagte Kontinent aus seinen Kulturen Kraft schöpfen kann.

Die Entwicklung Lateinamerikas zwischen 1945 und 1990 stand unter dem Schatten des Kalten Krieges. Zwar suchte die Region eigenständige Zugänge zur Moderne, doch blieben viele Ansätze im Kontext dieser Auseinandersetzungen stecken, die sich eben auch auf dem Subkontinent abspielten. Das Scheitern vieler Entwicklungsprojekte, die nach Ende des Zweiten Weltkriegs so hoffnungsvoll angegangen worden waren, führte zu Enttäuschungen. Nachhaltige Erfolge wollten sich nicht einstellen. Strukturelle Probleme – wie vor allem die soziale Ungleichheit – blieben ungelöst und vertieften sich angesichts des enormen Bevölkerungswachstums und der Urbanisierung noch. Zweifellos teilte Lateinamerika damit das Schicksal vieler anderer Regionen der damals sogenannten „Dritten Welt".

Umbrüche und neue Globalisierung

Das Ende des Kalten Krieges um das Jahr 1990 hatte auch auf Lateinamerika erhebliche Auswirkungen. Die letzten Militärdiktaturen dankten ab und markierten damit eine deutliche Zäsur. Das Ende der Blockkonfrontation begrüßten die Lateinamerikaner ebenso euphorisch wie der Rest der Welt. In der Folge unterzog man auch die bisherige Entwicklungspolitik einer kritischen Prüfung.

In der intellektuellen Debatte kam die Vorstellung vom Ende der „Ersten" und „Zweiten Welt" auf – endete damit auch die „Dritte Welt", wie manche Entwicklungsexperten behaupteten? Sicherlich konnte von einer Lösung der drängenden Probleme, die Lateinamerika und viele andere Weltregionen bewegten, keine Rede sein. Trotz oder gerade wegen der zunehmenden globalen Verflechtungen nahmen die Ungleichheiten und Unterschiede innerhalb und zwischen den Kontinenten nach 1990 weiter zu.

Die Rückkehr zur Demokratie

Der Umbruch von 1989/90 lässt sich am klarsten an der Rückkehr zur Demokratie ablesen. Der Abgang der Militärregimes war höchst unterschiedlich, allerdings gab es auch Gemeinsamkeiten. In Ecuador erfolgte die Re-Demokratisierung schon 1979. In den 1980er-Jahren folgten zahlreiche weitere Länder. Mit dem Abschied Alfredo Stroessners in Paraguay 1989 und Augusto Pinochets in Chile 1990 verschwanden die zwei Diktatoren, die sich am längsten an der Macht gehalten hatten. Es fügte sich gut in den Wandel der Zeit, dass die nicaraguanischen Sandinisten 1990 nach freien Wahlen ebenfalls die Macht abgeben mussten. In Mexiko erfolgte der Prozess der Machtübergabe erst ein Jahrzehnt später, als die Alleinherrschaft des PRI im Jahr 2000 beendet wurde. Allein das Castro-Regime in Kuba konnte sich halten, wenn auch Raúl Castro 2008 seinen älteren und kranken Bruder Fidel an der Staatsspitze ersetzte.

Das Ende des Ost-West-Konflikts bildete den Hintergrund für die Rückkehr zur Demokratie und war in Zentralamerika eine wichtige Bedingung für das Ende eines regionalen Krieges, der mehr Menschenleben forderte als alle südamerikanischen Militärdiktaturen zusammen. In Südamerika war der innere Protest gegen das Scheitern der Militärs

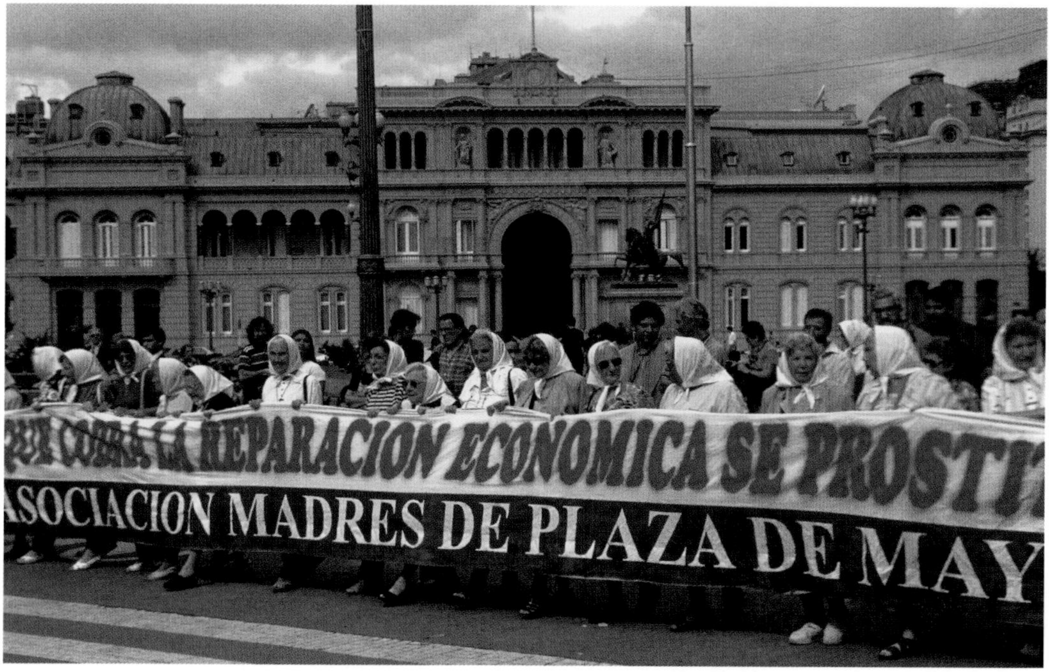

ausschlaggebend, denn deren Reformprojekte waren allesamt verpufft. Die Opposition leistete gegen die staatlich verordnete Repression nun erfolgreich Widerstand. Bereits früh organisierten sich die Angehörigen der Opfer von Menschenrechtsverletzungen, wobei Frauen eine führende Rolle zukam. Trotz der Verfolgungen durch die Regimes zeigten sie großen Durchhaltewillen und erhielten mancherorts Unterstützung durch die katholische Kirche und internationale Solidaritätsgruppen, die auch dafür sorgten, dass das Thema in den internationalen Medien präsent blieb.

Die argentinischen „Madres de Plaza de Mayo" sind die bekannteste der zahlreichen lateinamerikanischen Menschenrechtsgruppen, die mit ihrer Zivilcourage entscheidend zum Sturz der Militärdiktaturen beitrugen.

Die Re-Demokratisierung war kein revolutionärer Bruch – die Diktatoren dankten mehr oder weniger freiwillig ab, nachdem die Regimes den Wandel schrittweise zugelassen hatten. Oft handelten die alten Herrscher als Preis für ihren Verzicht Privilegien aus, wie vor allem die Straffreiheit für alle von ihnen begangenen Verbrechen der Vergangenheit, die den Start der neuen Demokratien belasteten. Argentinien war insofern eine Ausnahmeerscheinung, als das Militär hier überstürzt abtreten musste, nachdem es durch den Misserfolg im Falkland-/Malvinas-Krieg gegen Großbritannien 1982 jegliches Vertrauen verspielt hatte.

Die eigens eingesetzte Wahrheitskommission, deren Bericht schon 1984 erschien, wurde zum Modell für viele Länder weltweit. Eine umfassende Strafverfolgung der Täter erfolgte jedoch auch in Argentinien zunächst nicht – trotz Protesten der Opferverbände. In der Regel profitierten die Militärs von Amnestiegesetzen, die erst Jahre später und dann auch nur zum Teil aufgehoben wurden. Die Vergangenheitspolitik, vor allem die Bestrafung der Täter, ist vielerorts ein bis heute ungelöstes und viel debattiertes Problem.

In den neuen demokratischen Systemen schlossen alte Widersacher teilweise Bündnisse miteinander. Die traditionellen Eliten zeigten eine erstaunliche Integrationsfähigkeit. Über die Systembrüche hinweg fanden ehemalige Guerilleros ebenso Aufnahme wie Militärs. Im Zuge der neuen Globalisierung hatten die staatlichen Instanzen, in denen diese Eliten regierten, an Einfluss und Gestaltungskraft eingebüßt. In Lateinamerika war dies im Vergleich zu anderen Weltregionen besonders ausgeprägt der Fall, weil der Staat hier historisch nur ein Akteur unter vielen und aufgrund der langen Diktaturen geschwächt war.

In den zwei Jahrzehnten seit 1989/90 erlebte der Populismus in Lateinamerika eine Neuauflage. Von Carlos Menem in Argentinien (1989–99) bis zu Hugo Chávez und seinem Nachfolger Nicolás Maduro in Venezuela (seit 1999) haben sich die Neopopulisten mit ihren widersprüchlichen Programmen in der Region etablieren können. Hieran lässt sich auch die Krise der traditionellen Parteien ablesen. Wegen ihrer Rolle während der Militärherrschaften hatten diese das Vertrauen der Bevölkerung verloren oder wurden von der Erosion des Staates erfasst. Die neopopulistischen Bewegungen profitierten davon, dass die Wähler ihrer Grundsatzkritik am politischen System und an korrupten Politikern zustimmten. Sie inszenierten sich geschickt als starke Alternative zur ausgehöhlten Parteiendemokratie und zu den alten Oligarchien. Durch ihre demonstrative Volksnähe und Führungsstärke konnten sich diese neuen Caudillos, die – wie etwa Chávez – oft aus nicht-privilegierten Schichten stammen, viele Anhänger sichern.

Einen ähnlichen Weg schlugen einige der früheren Befreiungsbewegungen ein, die sich in politische Parteien umwandelten. Der sandinistische Präsidentschaftskandidat Daniel Ortega gewann 2006 die Wahl in Nicaragua und war damit einer von zahlreichen linksgerichteten Politikern, die sich in den Jahren 2005/06 durchsetzen konnten. In den Medien sprach man daher von einem „Linksrutsch" in Lateinamerika. Die

Bemühungen Venezuelas, diese Linke und auch Kuba einzubeziehen, waren bisher nur ansatzweise und dank des massiven Einsatzes von venezolanischem Erdöl erfolgreich. Letztlich war die neue Linke in Lateinamerika deutlich heterogener, als es auf den ersten Blick schien.

Wirtschaft im Zeichen des Neoliberalismus

Die Probleme der wirtschaftlichen Entwicklung, die den Staat zusätzlich schwächten, spielten den Neopopulisten in die Hände. Schon die erfolgreiche Re-Demokratisierung überraschte viele Analysten, weil die wirtschaftlichen Vorzeichen wenig positiv waren. Mit dem Ende des Kalten Krieges geriet der Staatsinterventionismus endgültig in Misskredit. Geberorganisationen wie der Internationale Währungsfonds (IWF) und die Weltbank schrieben im Nachgang der Schuldenkrise der 1980er-Jahre strukturelle Reformen für Lateinamerika vor, um Wachstum und Stabilität zu erreichen. Der sogenannte „Konsens von Washington" bestimmte den Rückzug des Staates, indem das Wirtschaftsleben dereguliert, Subventionen und Staatsausgaben vermindert, öffentliche Unternehmen privatisiert und der Zugang für ausländische Investoren geöffnet werden sollten. Nur unter diesen Bedingungen sollten neue Kredite in die Region fließen.

Die Liberalisierung des Außenhandels zählte ebenfalls zu den Bestimmungen dieses Konsenses. Sie ermöglichte einen intensiveren Handelsaustausch innerhalb Lateinamerikas und auch mit anderen Weltregionen. Die neue Ausrichtung des Außenhandels nach Osten, insbesondere nach China, steht in diesem Zusammenhang. Durch die Diversifizierung der Exportprodukte konnten einige Länder auf den globalen Märkten durchaus Zugewinne verzeichnen. Auch die Bemühungen um die wirtschaftliche Integration nahmen vor diesem Hintergrund zu. Marksteine waren das bereits 1991 unterzeichnete Abkommen des „Mercado Común del Sur" (Mercosur), an dem sich Argentinien, Brasilien, Paraguay und Uruguay beteiligten, sowie das „North American Free Trade Agreement" (NAFTA) von 1994 mit Kanada, den USA und Mexiko. Das Steigen der Rohstoffpreise dank der asiatischen Nachfrage verhalf einigen Ländern phasenweise zu einer positiven Wirtschaftsentwicklung, jedoch kam es auch hier immer wieder zu empfindlichen Rückschlägen. Die Finanzkrise von 1994 in Mexiko und insbesondere der Staatsbankrott Argentiniens 2001/02 machten dies deutlich. Die hohen Auslandsschulden und eine galoppierende Inflation begleiteten viele lateinamerikanische Volkswirtschaften in den 25 Jahren seit der Re-Demokratisierung. Dennoch konnten gerade Brasilien und Mexiko in den letzten Jahren als Schwellenländer und Mitglieder der Outreach5-Staaten (O5) an Gewicht und Ansehen gewinnen.

Soziale Herausforderungen

Durch die neue Globalisierung haben sich im vergangenen Vierteljahrhundert bestimmte soziale Probleme, deren Wurzeln tief in der Geschichte des Subkontinents zurückreichen, verändert. Die Richtung der Migrationen hat sich beispielsweise grundsätzlich gewandelt: Lateinamerikaner wandern in zunehmender Zahl aus dem Subkontinent aus und suchen eine bessere Zukunft vor allem in den Vereinigten Staaten, aber auch in Europa – aus einem klassischen Einwanderungskontinent ist eine Region mit der höchsten Netto-Auswanderungsrate geworden. Doch auch die Migration innerhalb Lateinamerikas hat stark zugenommen. Wirtschaftlich erfolgreiche Länder ziehen Einwanderer aus den ärmeren Nachbarstaaten an.

Die Migrationen verändern nicht nur die Aufnahme-, sondern auch die Herkunftsländer und rufen tief greifende soziale Transformationen hervor. Lateinamerikaner sind seit Langem die größte Einwanderergruppe in den USA und bilden dort die am schnellsten wachsende Bevölkerungsgruppe. Die Implikationen der „Latein-Amerikanisierung“ werden in den Vereinigten Staaten breit diskutiert. Mit ihren Rücküberweisungen sind die Migranten eine entscheidende Stütze ihrer alten Heimat. Gleichzeitig wandeln sich durch die Migrationen Lebensformen und Werte. Der rasante Aufstieg evangelikaler Glaubensgemeinschaften US-amerikanischer Prägung auf Kosten des Katholizismus zeugt davon. Insbesondere die Vereinigten Staaten versuchen sich gegen die Einwanderer aus dem Süden abzuschotten, wodurch die Migranten in die Illegalität gezwungen werden. Die Migration in den Norden ist ein lebensgefährliches Vorhaben.

Für die nicht-privilegierte Bevölkerung Lateinamerikas, die nach wie vor die große Mehrheit stellt, sind Unsicherheit und Gewalt alltägliche Erfahrungen. Der erhoffte soziale Wandel ist vielerorts gar nicht, andernorts nur in Ansätzen eingetreten. Gewachsen ist hingegen die soziale Ungleichheit, die im weltweiten Vergleich in Lateinamerika am

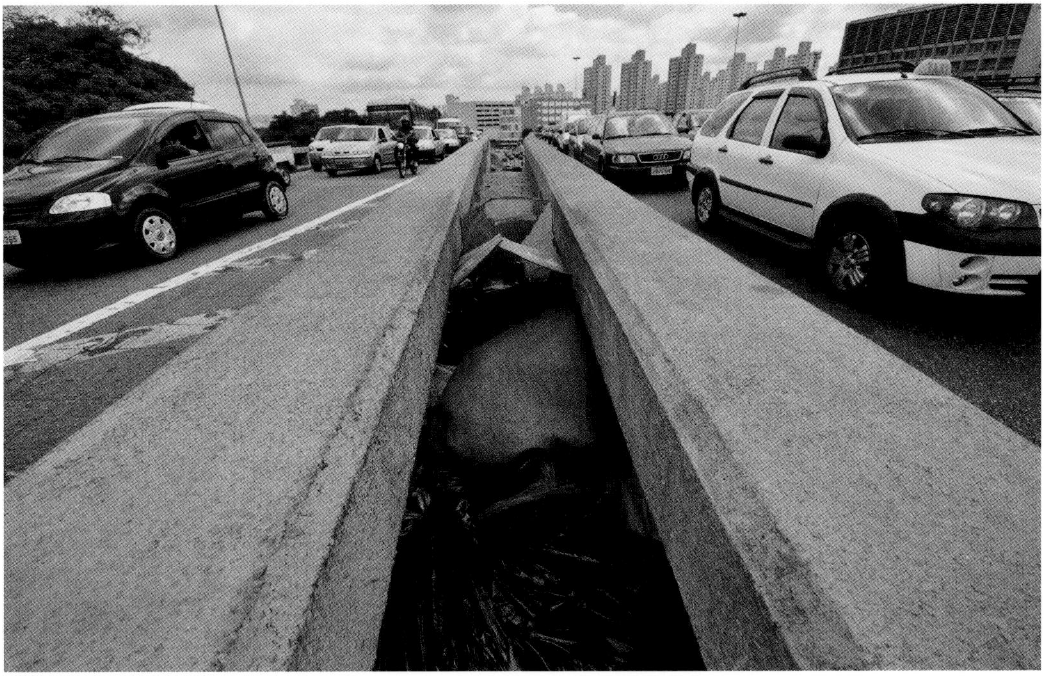

Obdachloser in São Paulo.

stärksten ausgeprägt ist. Gerade in wirtschaftlich starken Staaten wie Argentinien, Mexiko, Chile und vor allem in Brasilien ist das Ungleichgewicht offensichtlich. An der ungerechten Verteilung der Ressourcen hat sich in diesen Ländern wenig geändert. Durch die Deregulierung wächst der informelle Sektor weiter, die Arbeitsbedingungen sind entsprechend schlecht. Armut ist weiterhin ein Massenphänomen, auch wenn sich Sozialprogramme in den letzten Jahren mit einigem Erfolg um Abhilfe bemüht haben. Der Reichtum der Eliten, die sich in abgeschottete, privat gesicherte Wohngebiete zurückziehen, wächst indessen ungebremst weiter. Naturkatastrophen, oft durch den Raubbau an der Umwelt ausgelöst, treffen wie das verheerende Erdbeben von Haiti im Januar 2010 vor allem die Armen. Das Problem der Armut und Ungleichheit bleibt die zentrale Herausforderung für die gesamte Region. Der soziale Protest – etwa im Vorfeld der Fußballweltmeisterschaft in Brasilien 2013/14 – zeigt, dass die Betroffenen nicht bereit sind, die Missstände noch länger zu hinzunehmen.

Gewalt-Erfahrungen ergeben sich auf unterschiedlichen Ebenen und sind zunehmend diffuser. Von der politisch motivierten Gewalttat der

1970er- und 1980er-Jahre hat sich der Schwerpunkt auf die soziale Gewalt verschoben. Das ist gerade auch auf die problematischen Folgen der neoliberalen Reformen zurückzuführen. Auch die Militärdiktaturen und Bürgerkriege wirken in vielen Ländern noch nach, wobei das Land der sprichwörtlichen *violencia*, Kolumbien, eine extremes Beispiel ist. Dort wie in zahlreichen weiteren Ländern – jüngst vor allem in Mexiko – haben sich Drogenbarone über nationale Grenzen hinausgehende rechtsfreie Räume geschaffen. Die organisierte Kriminalität bedroht die schwachen Staaten in ihrem Kern. Extrem gewalttätige zentralamerikanische Jugendbanden, die sogenannten *maras*, stellen die Gesellschaften dieser traditionell besonders armen Region vor kaum lösbare Probleme. Sicherheit ist in Lateinamerika selten ein öffentliches Gut, viele Staaten sind nur schwer regierbar.

Die neue Globalisierung löste weltweit auch eine Rückbesinnung auf lokale Traditionen und Identitäten aus. Der Aufstieg neuer indigener Bewegungen in Lateinamerika ist teilweise damit zu erklären. Sie gehören zu jenen sozialen Bewegungen, die sich seit der Re-Demokratisierung bilden konnten und von der Pluralisierung des politischen Lebens in den jungen Demokratien zeugen. Allerdings geht es den Indigenen um mehr als die Anerkennung ihrer kulturellen Eigenart – ihre Forderungen greifen eines der ältesten ungelösten Probleme Lateinamerikas auf. Wie der Aufstand der Neozapatisten 1994 als Antwort auf den NAFTA-Beitritt Mexikos zeigte, sind die indigenen Bewegungen auch eine Reaktion auf die negativen Folgen der Globalisierung. Gleichzeitig hat letztere deren Erfolg und das weltweite Interesse an ihren Forderungen überhaupt erst ermöglicht.

Einen Startpunkt stellte das 500-jährige Jubiläum der „Entdeckung" und Eroberung Amerikas 1992 dar, das große mediale Aufmerksamkeit auf sich zog. Indigene Proteste und Forderungen nach Land und Gerechtigkeit wurden breit diskutiert. Seitdem haben viele Staaten Lateinamerikas ihre Verfassungen geändert – die indigenen Rechte sind nun zumindest auf dem Papier besser gesichert als je zuvor. Mit dem Aymara Evo Morales (geb. 1959) wurde in Bolivien 2006 sogar erstmals ein Indigener zum Präsidenten gewählt. Gerade die Schwierigkeiten der bolivianischen Regierung, die mit Mühe den Staatszerfall verhindern konnte, zeigen, wie umkämpft die Entwicklung bleibt. Noch haben sich die Hoffnungen der indigenen Bewegungen nirgends vollständig erfüllt. Die mit Vorurteilen beladene Grundeinstellung in großen Teilen der Bevölkerung hat sich auch fünfhundert Jahre nach der „Entdeckung" Amerikas noch nicht entsprechend gewandelt.

In den zweieinhalb Jahrzehnten seit der Rückkehr zur Demokratie befand und befindet sich Lateinamerika inmitten eines dynamischen Wandels, den die neue Phase der Globalisierung mit sich gebracht hat. Die Region ist in die sich immer schneller vollziehenden Verflechtungen zwischen den Erdteilen eingebunden. Da viele grundlegende Probleme jedoch anscheinend unverändert vorhanden sind, haben manche auswärtigen Experten das Bild des dauerhaften Krisenkontinents in Umlauf gebracht, in dem sich seit der Unabhängigkeit vor mehr als zweihundert Jahren wenig geändert habe. Oft ziehen mehr oder weniger informierte Beobachter zur Erklärung essenzialistische Argumente heran wie die kulturellen Vorprägungen oder das iberische Erbe. Derartige Simplifizierungen greifen zweifellos zu kurz und sind ahistorisch – der Eigenständigkeit und den unterschiedlichen Entwicklungen innerhalb Lateinamerikas werden sie nicht gerecht. Wer die Vielfalt dieses Subkontinents in der Gegenwart verstehen will, muss sich mit seiner Geschichte auseinandersetzen.

Anhang

Literaturhinweise

Aus der Fülle der Literatur konnten nur einige grundlegende Titel aufgenommen werden, die einen länderübergreifenden Fokus und weiterführende Literaturangaben aufweisen.

Handbücher und Überblicksdarstellungen

Bakewell, P.: A History of Latin America. Malden ^{2}2004.
Bonavia, D.: El maíz: su origen, su domesticación y el rol que ha cumplido en el desarrollo de la cultura. Lima 2008.
Cambridge History of Latin America. 11 Bde. Cambridge 1984–1995.
Cambridge History of the Native Peoples of the Americas. Cambridge 2000.
Cambridge Economic History of Latin America. 2 Bde. Cambridge 2006.
Carmagnani, M.: El otro Occidente: América Latina desde la invasión europea hasta la globalización. Mexiko 2004.
Davis, D.B.: Inhuman Bondage: The Rise and Fall of Slavery in the New World. Oxford 2006.
Encyclopedia of Latin American History and Culture. 6 Bde. Farmington Hills ^{2}2008.
Fernández, J. (Hg.): Diccionario político y social del mundo iberoamericano. Madrid 2009.
Galeano E.: Die offenen Adern Lateinamerikas. Wuppertal 2002.
General History of the Caribbean. 6 Bde. Paris 1999–2004.
González, J. und O.: Christianity in Latin America: A History. Cambridge 2008.
Halperín Donghi, T.: Geschichte Lateinamerikas. Frankfurt a.M. 1994.
Handbuch der Geschichte Lateinamerikas. 3 Bde. Stuttgart 1992–1996.
Hausberger, B. und G. Pfeisinger (Hgg.): Die Karibik. Geschichte und Gesellschaft 1492–2000. Wien 2005.
Historia General de América Latina. 9 Bde. Paris 1999–2006.

Ingruber, D. et al. (Hg.): Mais: Geschichte und Nutzung einer Kulturpflanze. Wien 2001.
König, H.-J.: Kleine Geschichte Lateinamerikas. Stuttgart 2006.
König, H.-J. et al. (Hg.): Die Geschichte einer neuen Welt: Präkolumbische Kulturen, europäische Eroberung, Kolonialherrschaft. Schwalbach 2005.
Klein, H. S. und B. Vinson: African Slavery in Latin America and the Caribbean. New York ²2007.
Mann, Charles C.: Kolumbus' Erbe. Wie Menschen, Tiere, Pflanzen die Ozeane überquerten und die Welt von heute schufen. Reinbek 2013.
Meissner, J., U. Mücke und K. Weber: Schwarzes Amerika: Eine Geschichte der Sklaverei. München 2008.
Miller, S. W.: An Environmental History of Latin America. Cambridge 2007.
Mörner, M.: Aventureros y proletarios: los emigrantes en Hispanoamérica. Madrid 1992.
Potthast, B.: Von Müttern und Machos. Eine Geschichte der Frauen Lateinamerikas. Wuppertal 2003.
Rehrmann, N.: Lateinamerikanische Geschichte. Reinbek 2005.
Riekenberg, M.: Staatsferne Gewalt: Eine Geschichte Lateinamerikas (1500–1930). Frankfurt a. M. 2014.
Rinke, S., G. Fischer und F. Schulze et al. (Hg.): Geschichte Lateinamerikas vom 19. bis zum 21. Jahrhundert – Quellenband. Stuttgart 2009.
Stüwe, K. und S. Rinke (Hg.): Die politischen Systeme Nord- und Lateinamerikas. Wiesbaden 2008.
Werz, N.: Lateinamerika. Eine Einführung. Baden-Baden 2005.
Zeuske, M.: Schwarze Karibik: Sklaven, Sklavereikultur und Emanzipation. Zürich 2004.

Das vorkolumbische Amerika

Royal Academy of Arts London (Hg.): Azteken. Köln 2003.
Grube, N. et al. (Hg.): Maya: Gottkönige im Regenwald. Köln 2000.
Haberland, W.: Amerikanische Archäologie. Darmstadt 1991.
Julien, C.: Die Inka. München ²2001.
Köhler, U. (Hg.): Altamerikanistik. Berlin 1990.
Meltzer, D.: First Peoples in a New World. Berkeley 2009.
Prem, H.J.: Geschichte Altamerikas. München 1989.
Riese, B.: Das Reich der Azteken. München 2011.

Kolonialzeit

Barral, Á.: Rebeliones indígenas en la América española. Madrid 1992.
Bitterli, U.: Die Entdeckung Amerikas. Von Kolumbus bis Alexander von Humboldt. München 1999.
Brading, D.: The First America: The Spanish Monarchy, Creole Patriots and the Liberal State, 1492–1867. Cambridge 1991.
Burkholder, M. und L. Johnson: Colonial Latin America. Oxford ^{3}2001.
Edelmayer, F., M. Grandner und B. Hausberger (Hg.): Die Neue Welt: Süd- und Mittelamerika in ihrer kolonialen Epoche. Wien 2001.
Elliott, J.H.: Empires of the New World: Britain and Spain in America, 1492–1830. New Haven 2007.
Florescano, E. (Hg.): Haciendas, latifundios y plantaciones en América Latina. Mexiko 1975.
Gruzinski, S.: Drache und Federschlange: Europas Griff nach Amerika und China 1519/20. Frankfurt a. M. 2014.
Guerra, F.-X. und A. Lemperière (Hg.): Los espacios públicos en Iberoamérica: ambigüedades y problemas, siglos XVIII–XIX. Mexiko 1998.
König, H.-J.: Die Entdeckung und Eroberung Amerikas. Freiburg 1992.
König, H.-J., M. Riekenberg und S. Rinke (Hg.): Die Eroberung einer neuen Welt. Schwalbach ^{2}2008.
O'Phelan, S.: Rebellions and Revolts in Eighteenth Century Peru and Upper Peru. Köln 1985.
Pérez Herrero, P.: Comercio y mercados en América Latina colonial. Madrid 1992.
Román Gutiérrez, J.F. (Hg.): Las reformas borbónicas y el nuevo orden colonial. Mexiko 1998.
Romano, R.: Coyunturas opuestas: La crisis del siglo XVII en Europa e Hispanoamérica. Mexiko 1993.
Russell-Wood, A.J.R.: The Portuguese Empire, 1415–1808: A World on the Move. Baltimore 1998.
Weber, D.: Bárbaros. Spaniards and their savages in the Age of Enlightenment. New Haven 2005.

Unabhängigkeit und 19. Jahrhundert

Adelman, J.: Sovereignty and Revolution in the Iberian Atlantic. Princeton 2006.
Andrews, G.: Afro-Latin America, 1800–2000. Oxford 2004.
Annino, A. et al. (Hg.): Historia de las elecciones en Iberoamérica, siglo XIX: de la formación del espacio nacional. Buenos Aires 1995.
Burns, B.: The Poverty of Progress. Latin America in the 19th Century. Berkeley 1980.
Chust, M. und J.A. Serrano (Hg.): Debates sobre las independencias iberoamericanas. Frankfurt a.M. 2007.
Earle, R.: The Return of the Native: Indians and Myth-Making in Spanish America, 1810–1930. Durham 2007.
Forment, C.: Democracy in Latin America, 1760–1900. Bd. 1. Chicago 2003.
Geggus, D. und N. Fiering (Hg.): The World of the Haitian Revolution. Bloomington 2009.
Gónzalez Bernaldo, P. (Hg.): Independencias iberoamericanas. Mexiko 2015.
Guerra, F.-X.: Modernidad e Independencias: ensayos sobre las revoluciones hispanicas. México 1993.
Haber, S. (Hg.): How Latin America Fell Behind: Essays on the Economic Histories of Brazil and Mexico, 1800–1914. Stanford 1997.
Jancsó, I.: Independência: História e historiografia. São Paulo 2005.
Liehr, R.(Hg.): América Latina en la época de Simón Bolívar. Berlin 1989.
Lynch, J.: Caudillos in Spanish America, 1800–1850. Oxford 1992.
Malerba, J. (Hg.): A independência brasileira. Rio de Janeiro 2006.
Marichal, C.: A Century of Debt Crisis in Latin America. Princeton 1989.
Riekenberg, M.: Ethnische Kriege in Lateinamerika im 19. Jahrhundert. Stuttgart 1997.
Rinke, S.: Revolutionen in Lateinamerika: Wege in die Unabhängigkeit, 1760–1830. München 2010.
Rodríguez, J.: The Independence of Spanish America, New York 1998.
Sabato, H. (Hg.): Ciudadanía política y formación de las naciones: perspectivas históricas de América Latina. Mexiko 1999.

20. und 21. Jahrhundert

Albert, B.: South America and the First World War. Cambridge 1988.
Bernecker, W. et al. (Hg.): Lateinamerika 1870–2000. Geschichte und Gesellschaft. Wien 2007.
Cárdenas E. et al.: The Economic History of Twentieth Century Latin America. 3 Bde. Oxford 2000.
Conniff, L.: Populism in Latin America. Tuscaloosa 1999.
Cueva Perus, M.: Violencia en América Latina y el Caribe. Mexiko 2006.
Drake, P.: Between Tyranny and Anarchy: A History of Democracy in Latin America. Stanford 2009.
Gootenberg, P.: Cocaine: Global Histories. London 1999.
Koonings, K. und D. Kruijt (Hg.): Armed Actors: Organized Violence and State Failure in Latin America. London 2004.
Lewis, P.: Authoritarian Regimes in Latin America: Dictators, Despots, and Tyrants. Lanham 2006.
Loveman, B.: For la Patria: Politics and the Armed Forces in Latin America. Wilmington 1999.
Maldonado Gallardo, A. et al.: Revoluciones latinoamericanas del siglo XX. Morelia 2006.
McPherson, A.: Intimate Ties, Bitter Struggles. The United States and Latin America Since 1945. Washington D.C. 2006.
Melgar Bao, R.: El movimiento obrero latinoamericano. Mexiko 1988.
Miller, N.: In the Shadow of the State. Intellectuals and the Quest for National Identity in Twentieth-Century Spanish America. London 1999.
Molden, B. (Hg.): Vielstimmige Vergangenheiten: Geschichtspolitik in Lateinamerika. Münster 2009.
Rinke, S.: Im Sog der Katastrophe: Lateinamerika und der Erste Weltkrieg. Frankfurt a. M. 2015.
Scheina, R.: Latin America's Wars. 2 Bde. Washington 2003.
Stabili, M. (Hg.): Entre historias y memorias: los desafíos metodológicos del legado reciente de América Latina. Madrid 2007.
Tella, T. di: History of Political Parties in Twentieth Century Latin America. New Brunswick 2004.
Thorp, R. (Hg.): Latin America in the 1930s. Oxford 1984.
Tobler, H.-W.: Die mexikanische Revolution. Frankfurt a.M. 1992.
Vayssière, P.: Les révolutions d'Amérique latine. Paris [2]2002.
Wickham-Crowley, T.: Guerrillas and Revolution in Latin America. Princeton 1992.

Bildnachweis

Karte in der vorderen Klappe und Zeittafel in der hinteren Klappe: Peter Palm, Berlin
S.8 akg / Bildarchiv Steffens; S.11 Peter Palm, Berlin; S.15 akg-images; S.16 Aurélia Frey / akg-images; S.18 akg-images / A.F.Kersting; S.19 IAM / akg-images; S.20 akg / Bildarchiv Steffens; S.21 akg / Science Photo Library; S.23 akg-images; S.24 akg-images; S.27 akg-images; S.28 akg-images / De Agostini Picture Lib. / G. Dagli Orti; S.29 akg-images; S.31 Peter Palm, Berlin; S.33 akg-images; S.36 akg-images; S.40/41 British Library, London; S.45 akg-images; S.46 akg-images / De Agostini Picture Lib.; S.51 akg-images / Album / Oronoz; S.52 akg-images; S.56 The Royal Library, Kopenhagen, Rara Books Department ; S.61 bpk | The Metropolitan Museum of Art; S.65 akg-images / Album / Oronoz; S.68 akg-images; S.71 akg-images / Erich Lessing; S.73 akg-images / Album / Oronoz; S.76 akg-images; S.82 nach: Florescano: Imágenes de la patria. 2005, S. 148; S.89 Stefan Rinke; S.91 akg-images; S.95 nach: Florescano: Imágenes de la patria. 2005, S.104; S.97 akg-images / Album / Oronoz; S.102 Peter Palm, Berlin; S.105 akg-images; S.109 nach: Juan Calzadilla: Arturo Michelena. Caracas 1973, S. 118; S.114 akg-images / Album / Oronoz; S.119 akg-images / Album / sfgp; S.124 akg-images / Album / Prisma; S.126 picture-alliance / dpa; S.129 akg-images / De Agostini Picture Lib. / G. Dagli Orti; S.132 Stefan Rinke; S.134 akg-images / Album / Oronoz; S.138 akg-images; S.142 akg-images / Paul Almasy; S.146 akg-images / Paul Almasy; S.149 Wikimedia Commons; S.152 IAM / akg-images; S.159 akg-images / Horizons; S.163 epd-bild / Florian Kopp

Register

Die Deutsche Nationalbibliothek verzeichnet diese Publikation in der Deutschen Nationalbibliografie; detaillierte bibliografische Daten sind im Internet über http://www.dnb.de abrufbar.

Der Konrad Theiss Verlag ist ein Imprint der WBG.

Die Herausgabe des Werkes wurde durch die Vereinsmitglieder der WBG ermöglicht.

Lektorat: Thomas Theise, Regensburg

Satz: primustype Hurler GmbH, Notzingen

Einbandabbildungen: oben: Kukulcán-Pyramide in Chichén Itzá auf der mexikanischen Halbinsel Yucatán (© akg-images / De Agostini Picture Lib. / M. Seemuller); unten (von links nach rechts): Banner mit dem Abbild der Jungfrau von Guadalupe, das die Aufständischen von 1810 benutzten, Museo Nacional de Historia, Mexiko (Foto: Stefan Rinke), Porträt von Che Guevara, Wandbild in Havanna, Kuba (© akg-images / Horizons), Los Mulatos de Esmeraldas (1599), Gemälde von Adrián Sánchez Galque, MUSEO DE AMERICA-COLECCION, MADRID (© akg-images / Album / Oronoz)

Einbandgestaltung: Stefan Schmid Design, Stuttgart

Gedruckt auf säurefreiem und alterungsbeständigem Papier

Printed in Germany

Besuchen Sie uns im Internet: **www.wbg-wissenverbindet.de**

ISBN 978-3-8062-2601-0